Jens L. Tiedemann

Enactment

Viele Begriffe, die wir aus der Psychoanalyse kennen, blicken auf eine lange Geschichte zurück und waren zum Teil schon vor Freuds Zeit ein Thema. Einige Begriffe haben längst den Weg aus der Fachwelt hinaus in die Umgangssprache gefunden. Alle diese Begriffe stellen heute nicht nur für die Psychoanalyse, sondern auch für andere Therapieschulen zentrale Bezugspunkte dar.

Die Reihe »Analyse der Psyche und Psychotherapie« greift grundlegende Konzepte und Begrifflichkeiten der Psychoanalyse auf und thematisiert deren jeweilige Bedeutung für und ihre Verwendung in der Therapie. Jeder Band vermittelt in knapper und kompetenter Form das Basiswissen zu einem zentralen Gegenstand, indem seine historische Entwicklung nachgezeichnet und er auf dem neuesten Stand der wissenschaftlichen Diskussion erläutert wird.

Alle Autorinnen und Autoren sind ausgewiesene Fachleute auf ihrem Gebiet und können aus ihren langjährigen Erfahrungen in Klinik, Forschung und Lehre schöpfen. Die Reihe richtet sich in erster Linie an Psychotherapeutinnen und -therapeuten aller Schulen, aber auch an Studierende in Universität und Therapieausbildung.

Unter anderem sind bereits erschienen:
Band 12 Ludwig Janus: Geburt. 2015.
Band 13 Jürgen Grieser: Triangulierung. 2015.
Band 14 Bernd Nissen: Hypochondrie. 2015.
Band 15 Roland Voigtel: Sucht. 2015.
Band 16 Joachim Küchenhoff: Depression. 2017.
Band 17 Diana Pflichthofer: Trennungen. 2017.
Band 18 Gianluca Crepaldi: Containing. 2018.
Band 19 Thomas Auchter: Trauer. 2019.
Band 20 Mathias Hirsch: Schuldgefühl. 2020.
Band 21 Wolfgang Wöller: Dissoziation. 2020.
Band 22 Timo Storck, Felix Brauner: Körpergefühl. 2021.
Band 23 Petra Holler: Borderline. 2023.
Band 24 Werner Köpp, Tabea A. Tillinger: Essstörungen. 2023.
Band 25 Inge Seiffge-Krenke: Neid. 2024.
Band 26 Kai Rugenstein: Übertragung. 2024.
Band 27 Holger Kirsch, Josef Brockmann: Mentalisieren. 2024.
Band 28 Susanne Döll-Hentschker: Transgenerationalität. 2024.
Band 29 Leonie Kampe: Abwehr. 2025.

Band 30 **Analyse der Psyche und Psychotherapie**

Jens L. Tiedemann

Enactment

Psychosozial-Verlag

Bibliografische Information der Deutschen Nationalbibliothek
Die Deutsche Nationalbibliothek verzeichnet diese Publikation
in der Deutschen Nationalbibliografie; detaillierte bibliografische Daten
sind im Internet über http://dnb.d-nb.de abrufbar.

Originalausgabe

Gesetzlich vertreten durch die persönlich haftende Gesellschaft Wirth GmbH,
Geschäftsführer: Johann Wirth
Walltorstr. 10, 35390 Gießen, Deutschland
06 41-96 99 78 0
info@psychosozial-verlag.de
www.psychosozial-verlag.de

Umschlaggestaltung und Innenlayout nach Entwürfen
von Hanspeter Ludwig, Wetzlar
Druck und Bindung: Plump Druck & Medien GmbH
Rolandsecker Weg 33, 53619 Rheinbreitbach, Deutschland
Printed in Germany

ISBN 978-3-8379-3456-4 (Print)
ISBN 978-3-8379-6335-9 (E-Book-PDF)
ISSN 2943-6222 (Print)
ISSN 2943-6230 (Online)

Inhalt

»Ob wir es wollen oder nicht, unsere inneren Charaktere suchen ständig nach einer Bühne zur Aufführung ihrer Tragödien und Komödien.«

Joyce McDougall

Einführung

Eine der faszinierendsten, »unheimlichsten« und verblüffendsten Ausdrucksformen der Kommunikation von Unbewusst zu Unbewusst ist das *Enactment*. Der Begriff des Enactments, der ins Deutsche mit »Dramatisierung«, »Inszenierung«, »Aktualisierung« oder »In-Szene-Setzen« übertragen werden kann, ist wie ein reißender Strom in die zeitgenössische psychoanalytische Literatur eingedrungen und hat eine Flut an verwandten Konzepten mitgebracht, die sich alle auf das beziehen, was in der therapeutisch-analytischen Situation zwischen Patient und Therapeut[1] live in Szene gesetzt wird, ohne dass beide dies in dem Moment bemerken. Dieser neu aufgekommene Diskurs über Enactments, der vor rund drei Jahrzehnten begann, eröffnet eine viel interaktivere Sichtweise auf die therapeutische Situation – in der beide als »vulnerable Subjekte« verstanden werden, die unbewusst in einer intersubjektiven Beziehung miteinander untrennbar verwoben sind –, als sie in der Vergangenheit der Psychoanalyse möglich war.

Zu den wichtigsten Veränderungen in der jüngeren Geschichte der Psychoanalyse gehört die zunehmende Anerkennung und Wertschätzung dieser Subjektivität des Analytikers oder Therapeuten als einer entscheidenden Variable im therapeutischen Prozess. Die Anerkennung der Bedeutung der einzigartigen Subjektivität des Behandlers und der Art und Weise, wie sich diese Subjektivität mit der des Patienten verbindet, um ein analytisches oder intersubjektives Drittes zu bilden, steht im Mittelpunkt der relationalen Wende (Aron, 1996; Benjamin, 2004; Ogden, 2004). Wenn die Psychoanalyse eine Wissenschaft der

1 Aus Gründen besserer Lesbarkeit wird auf eine gegenderte Schreibweise verzichtet, auch wenn selbstverständlich immer alle Geschlechter angesprochen sind.

Subjektivität ist, dann ist ihr Untersuchungsgegenstand nicht nur die Subjektivität des Patienten, sondern auch die des Therapeuten und des Theoretikers.

Da die zeitgenössische Psychoanalyse in einer sehr grundlegenden Form eine Weiterentwicklung der Zwei-Personen-Perspektive darstellt (ohne die Erkenntnisse der Ein-Personen-Psychologie außer Acht zu lassen), zieht das Thema des Enactments im Sinne einer Verwicklung der beiden Unbewussten der in einer psychodynamischen (hierunter fasse ich sowohl psychoanalytische als auch tiefenpsychologisch fundierte Verfahren im engeren Sinn) Therapie Beteiligten unweigerlich unsere Aufmerksamkeit auf sich. Aus der Anfangszeit der Psychoanalyse mit ihrer Ein-Personen-Perspektive betrachtet, war das Phänomen als »Agieren«, »Acting out« oder »Acting in« bekannt, dass eindeutig eine pejorative Konnotation besaß. Seit diesen Anfängen ringt die psychodynamische Gemeinschaft um eine sinnvolle Definition, die der Komplexität dieses einzigartigen Zusammenspiels von Übertragung und Gegenübertragung gerecht wird, wie sie im Enactment deutlich ausgedrückt ist.

Enactments können in dieser Hinsicht in einem sehr grundlegenden Sinne als *eine Brücke zwischen der Übertragung des Patienten und der Gegenübertragung des Therapeuten* betrachtet werden. Indem wir die Prozesse von Enactments zunehmend besser verstehen, beginnen wir auch zu begreifen, wie *die subtile Beziehung und komplexe Interdependenz zwischen Übertragung und Gegenübertragung* in der klinischen Praxis funktioniert und sich manifestiert. Donald W. Winnicotts (1971/1974, S. 129) berühmten Aphorismus »So etwas wie einen Säugling gibt es nicht« paraphrasierend, könnten wir die zeitgenössische Sicht so zusammenfassen:

> So etwas wie eine Übertragung gibt es nicht – es gibt eine Übertragungs-Gegenübertragungs-Matrix, in der zwei Personen, der Patient und der Therapeut, sich in einer wechselseitigen, aber asymmetrischen Beziehung mit ihrem jeweiligen Unbewussten verwickeln.

Das Konzept der Enactments bietet einen theoretischen Rahmen, um die unbewussten Prozesse in der Therapie zu begreifen, die beide Teilnehmenden betreffen. Traditionsgemäß stand die Psychoanalyse dem Handeln, Agieren und der Interaktion im Behandlungszimmer eher abwehrend gegenüber. In dem Maße, in dem die psychodynamische Behandlung zunehmend als Beziehung zwischen zwei Menschen verstanden wird, die beide mit ihrer »nicht-reduzierbaren Subjektivität« (Renik, 1993) präsent sind, wurden zunehmend alle Aspekte der auftauchenden Wechsel- bzw. Gegenseitigkeit in den Fokus gerückt. Seit dem Beginn des »relational turn« (Greenberg & Mitchell, 1983) in der Psychoanalyse ab Mitte der Achtzigerjahre des letzten Jahrhunderts hat insgesamt eine Verschiebung in Richtung Intersubjektivität, Interaktion, wechselseitiger Beeinflussung und Kommunikation von Unbewusst zu Unbewusst stattgefunden, die inzwischen mehr oder weniger alle psychoanalytischen Schulen ergriffen hat.

In der zeitgenössischen Psychoanalyse über alle unterschiedlichen Schulen hinweg ist Enactment zu einem weit verbreiteten Begriff geworden, der sich auf die einzigartige Weise bezieht, in der der Analytiker oder Therapeut *affektiv* in die Beziehungsmatrix des Patienten hineingezogen oder -gesogen wird und sich selbst als (beobachtender) *Teilnehmer* darin entdeckt, und zwar auf eine Art, wie der Behandler es nicht vorhergesehen hatte und in der Regel erst retrospektiv erkennt. Enactments sind somit ein *unvermeidliches Phänomen* psychodynamischer Behandlungen, und fast alle psychoanalytischen Schulen haben in den letzten Jahren entsprechende Konzeptualisierungen dazu formuliert, Konzepte, die häufig dazu führten, dass man den psychoanalytischen Wald vor lauter Enactmentbäumen nicht mehr sah.

Im vorliegenden Buch werde ich mich diesem theoretischen und klinisch relevanten Konzept annähern und es zunächst in seiner geschichtlichen Entwicklung innerhalb der psychoanalytischen Denktraditionen und Schulen skizzieren. Zentral werde ich mich auf das Verwenden des Enactmentkonzepts in den *zeitgenössischen psychoanalytischen Feldtheorien* der interpersonal-relationalen Psychoanalyse fokussieren, wie sie Donnel B. Stern (2015) zusammenfassend bezeichnet. Dieser relationale Ansatz soll im Vordergrund stehen, da hier das Enactment als intersubjektiv verortetes Konzept der theoretischen und auch klinischen Aufmerksamkeit ins Zentrum gestellt wird, wenn auch teils zu dem Preis der Überbetonung und Überidealisierung dieses Konzepts.

Vorläufer des Konzepts

Die Entstehung und Entwicklung des Enactmentkonzepts beginnt bei Sigmund Freud, vor allem in seinem berühmt gewordenen Nachwort zum Fall Dora (1905). Hier benutzte Freud das erste Mal den Begriff des *Agierens*, um Doras Ausagieren ihrer Phantasie der Rache gegen Herrn K. zu beschreiben, indem sie die Analyse abbrach: »Sie *agierte* so ein wesentliches Stück ihrer Erinnerung und Phantasien, anstatt es in der Kur zu reproduzieren« (S. 283, kursiv i. O.). Der Übersetzer von Freuds Werk ins Englische, der Engländer James Strachey, wählte für die Übersetzung von »Agieren« den Ausdruck »Acting out«, der in der Folge an die Stelle des deutschen Agierens trat. Vor allem diese Übersetzung führte zu großen Verständnisschwierigkeiten, die bis heute nicht behoben sind. Das deutsche Wort »agieren« leitet sich vom lateinischen »agere« ab und hat zwei Bedeutungen, die beide von Freud in seinem Gebrauch des Wortes beabsichtigt waren: erstens »handeln, aktiv sein« und zweitens »erscheinen, eine Rolle spielen« (Hock & Scarfone, 2024, S. 37).

In der wichtigen Arbeit *Erinnern, Wiederholen und Durcharbeiten* kehrt Freud (1914) noch einmal zur Konzeption des Agierens zurück und revidiert diese zum Teil, indem sagt, »der Analysierte *erinnere* überhaupt nichts von dem Vergessenen und Verdrängten, sondern er *agiere* es. Er reproduziert es nicht als Erinnerung, sondern als Tat, er *wiederholt* es, ohne natürlich zu wissen, dass er es wiederholt« (S. 129, kursiv i. O.). Hieraus leitet sich der oft zitierte Gedanke ab, dass das, was nicht *erinnert* werden könne, im Handeln *wiederholt* werde.

Diese Passage ist zudem deshalb so berühmt unter psychodynamisch orientierten Therapeuten, weil in dieser Arbeit erstmalig die Konzepte des *Wiederholungszwangs* und des *Durcharbeitens* auftauchen. Agieren, Wiederholungszwang und Durcharbeiten sind demnach verwandte Konzepte, die sich wechselseitig aufeinander beziehen. Freud zeigt damit auf, dass der Patient nicht eine dissoziative oder verdrängte Erinnerung wiederhole, sondern dass die *Handlung* der Wiederholung *selbst* eine Art des Erinnerungsphänomens sein kann: »Solange er in Behandlung verbleibt, wird er von diesem Zwange zur Wiederholung nicht mehr frei; man versteht endlich, dies ist seine Art zu erinnern« (ebd., S. 130). Auch wies er darauf hin, dass bei einer feindseligen oder überstarken Übertragung »das Erinnern dem Agieren den Platz ab[tritt]« (ebd., S. 131).

Freud liefert drei Beispiele für das Agieren: »Der Analysierte erzählt nicht, er erinnere sich, daß er trotzig und ungläubig gegen die Autorität der Eltern gewesen sei, sondern er benimmt sich in solcher Weise gegen den Arzt. Er erinnert nicht, daß er in seiner infantilen Sexualforschung rat- und hilflos stecken geblieben ist, sondern er bringt einen Haufen verworrener Träume und Einfälle vor, jammert, daß ihm nichts gelinge, und stellt es als sein Schicksal hin, niemals eine Unternehmung zu Ende zu führen. Er erinnert nicht, daß er sich gewisser Sexualbetätigungen intensiv geschämt und ihre Entdeckung gefürchtet hat, sondern er zeigt, daß er sich der Behandlung schämt, der er sich jetzt unterzogen hat, und sucht diese vor allen geheim zu halten« (ebd., S. 129).

Was aus heutiger Sicht an diesen Beispielen auffällt, ist die Tatsache, dass keine »Handlung« auftaucht. Wir würden sie heutzutage eher als *Übertragung* denn als *Ausagieren* betrachten. Offensichtlich grenzt Freud die beiden Konzepte nicht scharf voneinander ab. Beide können einen *Widerstand* darstellen und ein anderes Mal ein *unverzichtbares Werkzeug* für die analytische Arbeit. Beide scheinen ein Teil einer konzeptuell breiteren Kategorie von Wiederholung anzugehören, aber Freud macht nicht deutlich, wie sie sich in dieser Hinsicht unterscheiden.

Dreieck von Wiederholung, Widerstand und Übertragung

Sigmund Freud erkennt, dass die Wiederholung Teil eines Dreiecks aus Wiederholung, Widerstand und Übertragung ist. Die Wiederholung hat in Freuds Denken stets einen niedrigeren

Stellenwert als die beiden anderen, sie ist immer nur *eine Alternative zum eigentlichen Erinnern*, das noch nicht alle Geheimnisse preisgibt. Für ihn ist das Agieren somit ein klinisches Konzept, das in direktem Zusammengang mit der Übertragung steht und schwer davon zu differenzieren ist: »Wir machen uns nun klar, daß das Kranksein des Analysierten nicht mit dem Beginne seiner Analyse aufhören kann, daß wir seine Krankheit *nicht als eine historische Angelegenheit, sondern als eine aktuelle Macht zu behandeln haben*« (Freud, 1914, S. 131, kursiv J. T.).

Die Übertragung ist es, die den Krankheitszustand Stück für Stück in das psychische Feld und den Wirkungsbereich der Behandlung bringt. Was in der Vergangenheit zu liegen schien, wirkt nun als eine »aktuelle Macht«. Im Gegenzug muss das, was der Patient während der Behandlung »als etwas Reales und Vorläufiges« erlebt, »in die Vergangenheit zurückgeführt werden« (ebd., S. 131). Wenig später betont Freud diesen Aspekt der Aktualität und Atemporalität der Übertragung mit dem berühmt gewordenen Zitat, dass »man keinen Feind umbringen kann, der abwesend oder nicht nahe genug ist« (ebd., S. 132). Das Durcharbeiten geschieht Freud zufolge jedoch nicht ohne ein gewisses Maß an Widerstand seitens des Patienten: »Je größer der Widerstand ist, desto ausgiebiger wird das Erinnern durch das Agieren (Wiederholen) ersetzt sein« (ebd., S. 130).

Zusammenfassend können wir festhalten, dass Freud die Wiederholung als Teil eines Dreiecks erkennt, das aus Wiederholung, Widerstand und Übertragung besteht, ein Dreieck, aus dem er wertvolle klinische Hinweise gewinnt. Worüber er sich jedoch nicht klar war und was für die Geschichte der Psychoanalyse in Bezug auf das Enactmentkonzept entscheidend werden sollte, war das Verhältnis von Worten und Handlungen in der Psyche im Allgemeinen, aber vor allem auch in der psychodynamischen Situation im Speziellen. Praktisch vom Beginn seiner Karriere an befasste sich Freud mit dem, was wir heute als unterschiedliche Positionen zum Konzept des Enactments bezeichnen würden. Er ist grundlegend besorgt über die Handlungen des Analytikers oder des Patienten (Ellman & Moskowitz, 1998). Letztlich ist Freuds Arbeit aus dem Jahr 1914 eine tiefgründige Erörterung über das Wesen der Übertragung, das heißt darüber, wie die Vergangenheit unserer Erfahrung die Gegenwart prägt.

Die »Redekur« und das Problem der Handlung

Was deutlich wird, ist die Tatsache, dass Freud klar zwischen Worten und Taten unterschied und diese binär aufteilte: Der Patient sollte sich *erinnern*, statt nur zu *wiederholen*. Erst der Verzicht auf das Handeln – unter anderem gewährleistet durch das unbewegliche Couchsetting und damit dem Ausschluss fast aller motorischer Aktivitäten – schafft die nötige Spannung und Frustration, damit Gedanken entstehen können. Die therapeutische Abstinenz, definiert als das Nichtbefriedigen der andrängenden Wünsche und Bedürfnisse des Patienten durch die Haltung des Behandlers, schafft erst den Gedanken und die Erinnerung.

In seinem klassischen Artikel über Handlung und Ausagieren stellt Roughton (1993) fest, dass seit den Anfängen der »Redekur« eine starke Tendenz bestand, die Handlung – sowohl in der Realität als auch in der Theorie – von diesem hauptsächlich verbalen Prozess auszuschließen. Zu den vorrangigen Zielen psychodynamischer Behandlungen gehörte es in der Folge, die Störung des Patienten zu *verstehen* und den Patienten dabei zu unterstützen, dass er sich *erinnert*. Wenn der Patient jedoch *agiert*, erinnert er sich nicht an vergangene Erfahrungen, sondern verhält sich aktuell in der Behandlung ähnlich, wie er es früher getan hat. Die Psychoanalyse sollte aber ganz und gar »Redekur« bleiben, keine »Kur durch Interaktion«.

Für Freud findet die unvermeidliche Begegnung zwischen einem Unbewussten und einem anderen Menschen anscheinend in einer Einbahnstraße statt – obwohl er im Widerspruch dazu auch eine Idee der Kommunikation von Unbewusst zu Unbewusst vertrat (siehe Freud, 1915). So schreibt er (1912, S. 118) in seiner Analogie, dass der Analytiker für den Patienten »undurchdringlich sein« und nur das reflektieren sollte, was dieser ihm zeige. Das *Interagieren* und auch *Agieren* im Sinn von Zuflucht zur motorischen Aktivität wird dabei von ihm generell als ein Verhalten aufgefasst, das Abwehr- oder Widerstandsfunktionen erfüllt. Der Patient *handelt*, aber er *erinnert* sich eben nicht. Agieren – so könnte man die klassische Sicht zusammenfassen – steht für Handlungen, die der Patient anstelle von Erinnerungen produziert. In der analytischen Behandlung, so Freud (1916), geht »nichts anderes vor als ein *Austausch von Worten* zwischen dem Analysierten und dem Arzt« (S. 9, kursiv J. T.).

Dies schloss auch Freuds Sicht auf den Analytiker als »neutralen Experten« ein, der auf keinen Fall Mitspieler auf einer analytischen Bühne sein sollte. Die »Redekur« Freuds hat mit ihrer Ausrichtung auf verbale Äußerungen die *Erinnerung, Bewusstwerdung* und *»Verwörterung«* zum Ziel gehabt. Um ein berühmtes Freud'sches Diktum zu paraphrasieren: »Wo die Wiederholung war, soll das Denken und die Symbolisierung sein« (Hock & Scarfone, 2024, S. 8). In der klassischen Psychoanalyse stellte es folglich lange Zeit einen Triumph der Analyse dar, das Agieren durch Erinnerung zu ersetzen, auch wenn Freud seine ursprüngliche Ansicht teilweise revidierte, indem er Handeln als Erinnern beschrieb.

Was wir zusammenfassend festhalten können, ist die Tatsache, dass Freud Zeit seines Lebens und Schaffens mit diesem Gegensatzpaar Erinnern versus Agieren gerungen hat und uneins mit sich war. In seinem »archäologischen« Modell sollte es um die Suche nach verdrängten, aber verbalisierbaren Erinnerungen gehen, in seinem Modell der Übertragung als »Tummelplatz, in dem fast völlige Freiheit herrscht« (Freud, 1914, S. 134), ging es hingegen eher darum, dass sich die Übertragung in der Gegenwart und vor unseren Augen wiederholt. Mit der Metapher des »Tummelplatzes« nahm Freud das zeitgenössische Interesse an der Bedeutung von Enactments in der Psychoanalyse vorweg, ohne dass er dies selbst weiter gedanklich verfolgt hätte.

Zudem können wird festhalten, dass kein klinisches Konzept wie das Agieren bzw. das Acting out seit der Einführung durch Freud eine so starke Erweiterung und Bedeutungsveränderung erfahren hat (Bohleber et al., 2013): Von dem eher abschätzig angesehenen *Ausagieren statt Erinnern* hin zum zeitgenössischen *notwendigen und unvermeidlichen Enactment als zentralen therapeutischen Wirkmechanismus*. Freud verwendet das Wort »Agieren« auch nach seiner Schrift *Erinnern, Wiederholen und Durcharbeiten* nur selten. Es blieb wichtigen Analytikern wie Sándor Ferenczi vorbehalten, dieses Verhältnis von Handlung und Erinnerung neu zu beleuchten.

Sándor Ferenczis »Dialog der Unbewussten«

Der ungarische Zeitgenosse und lange Zeit engste Mitarbeiter Freuds, Sándor Ferenczi, nahm eine Zwei-Personen-Psychologie und die heutige interpersonale bzw. relationale Psychoanalyse in seinen späteren Arbeiten vorweg und ebnete in vielerlei Hinsicht den Weg für die zeitgenössische Psychoanalyse (Aron, 1996; Aron & Harris, 1993; Harris & Kuchuck, 2015; Lothane, 2010). Er verstand, dass die sogenannten psychischen »Symptome« eigentlich Kommunikationsakte zwischen einem Sender und einem Empfänger sind, und beschrieb die Symptome schon im Jahre 1912 als Produkte der Interaktion zwischen Patient und Analytiker.

In der Frühzeit der Psychoanalyse gab es verdinglichte Strukturkonzepte im Überfluss – allen voran *das Unbewusste* als ein rein intrinsisches Konzept im Sinne einer Ein-Personen-Psychologie. Ferenczi griff als einer der wenigen den Gedanken Freuds (1915) der unbewussten Kommunikation auf und sprach von einem »Dialog der Unbewussten« (1988, S. 133), in dem sich zwei Menschen begegnen und es zu einem Austausch nicht nur bewusster, sondern auch unbewusster Regungen komme. Für ihn beinhalten Übertragung und Gegenübertragung eine *gegenseitige Beteiligung*, und er beschrieb als erster, wie der Patient aus kleinen nonverbalen Zeichen (Art des Grußes, Händedruck, Stimme etc.) das Vorhandensein von Affekten bei seinem Therapeuten erschließe. Ferenczi (1931) sah in der Übertragung des Patienten auch keine *Verzerrung*, die vom Analytiker zu korrigieren wäre. Schließlich ist es für ihn die emotionale Ehrlichkeit des Analytikers, verbunden mit Wohlwollen, die die Grundlage für das Vertrauen bildet, das für die analytische Beziehung unerlässlich ist.

Dabei ging Ferenczi (1949) davon aus, dass es »nicht zu rechtfertigen sei, von Patienten zu verlangen, daß etwas *bewußt erinnert* wird, was nie bewußt war. Erst die *Wiederholung* mit anschließender Objektivierung ist *in der Analyse* zum ersten Mal möglich« (S. 261, kursiv i. O.). Ganz deutlich betont er damit die Notwenigkeit der Wiederholung der Traumatisierung in der Behandlung und stellt sie an die Seite des Verstehens desselben – eine Ansicht, der sich die zeitgenössische Psychoanalyse anschließt.

Seine Arbeit ist immer wieder inspirierend als Modell für Offenheit und Direktheit, für die Hingabe an das Wohl der Patienten, für die kontinuierliche Selbstreflexion über die Beteiligung der Psychotherapeuten an dem mit dem Patienten gemeinsam konstruierten Prozess. Ferenczi schenkte der Art und Weise, in der die Übertragung und Gegenübertragung die frühen Lebenserfahrungen eines Patienten nachstellten, zunehmende Aufmerksamkeit, und zwar nicht nur als Phantasie in der Vorstellung des Patienten, sondern als *tatsächlich erlebte Interaktion zwischen Patient und Therapeut*. So kam er dazu, die emotionale Distanz und die mangelnde Beteiligung des Analytikers als eine Wiederholung (»Reenactment«) des ursprünglichen Traumas zu betrachten.

Sándor Ferenczi und sein Kollege Otto Rank arbeiteten in einem schmalen Büchlein *Entwicklungsziele der Psychoanalyse* (1924) nicht nur gemeinsam an einer wichtigen Abhandlung über die psychoanalytische Technik, sondern sie teilten anschließend auch ein gemeinsames Schicksal: Beide Männer wurden in unterschiedlichem Maße geächtet und ihre Schriften unterdrückt oder abgetan. Rank war, wie Ferenczi, ein Schüler und enger Mitarbeiter Freuds. Ferenczi und Rank beziehen sich auf Freuds Werk aus dem Jahre 1914, in dem Freud das Erinnern als Ziel der analytischen Arbeit betont, nur kommen sie zu einem anderen Schluss: Vom Standpunkt des Wiederholungszwangs aus ist es unvermeidlich, dass der Patient in der Psychotherapie oder Analyse ganze Stücke seiner Entwicklung wiederholen *muss*, dass *»anstatt dem Erinnern dem Wiederholen die Hauptrolle in der analytischen Technik zuzuteilen«* ist (Ferenczi & Rank, 1924, S. 14, kursiv i. O.). Ferenczi (1931) sprach auch an anderer Stelle wegweisend von einer »zum Durchbruch ringenden Wiederholungstendenz« (S. 277).

In deutlichem Gegensatz zu Freuds Konzentration auf Intellekt und Einsicht setzten sich Ferenczi und Rank für das Leben und *Wieder*erleben affektiver Erfahrungen ein. Sie betonten aber nicht nur das Erleben, sondern schätzten auch die Bedeutung von Handlung und Wiederholung gegenüber dem verbalisierten Gedächtnis. Beide haben in ihrem von Freud und seinen Schülern heftig kritisierten Buch dafür plädiert, eine Technik der »Aktivität« zu kultivieren. Beide kritisieren den »Deutungsfanatismus« (1924, S. 44) und propagieren, auf nonverbale Kommunikationsmittel zu fokussieren. Dabei muss betont werden, dass sie sich nicht gegen Einsicht, Verständnis oder Erinnern wendeten; sie waren vielmehr der Ansicht, dass diese *nach* dem Erleben und der Erfahrung folgen sollten. Die Psychoanalyse sei in ihren Augen auch keine Angelegenheit, in der eine isolierte Psyche eine andere isolierte Psyche analysiere, sondern ein »*sozialer* Vorgang, eine ›Massenbildung zu zweien‹« (ebd., S. 42, kursiv i. O.).

Besonders Ferenczi vertrat die Ansicht, für eine Heilung sei es essenziell, dass der Patient nicht nur einfach erinnert, sondern tatsächlich die problematische Geschichte in der Beziehung mit dem Therapeuten wiedererlebt. Er war damit der erste, der die Rolle der *Persönlichkeit des Analytikers* in der Behandlung und besonders hinsichtlich Behandlungsstillständen und Sackgassen in Betracht zog (Aron & Harris, 1993). Er hat damit schon früh den Therapeuten als »reale« Person beleuchtet.

Ferenczi kam damit einer neuen Konzeption der Psychoanalyse sehr nahe, eine Art von intersubjektiver *psychoanalytischer Feldtheorie*. Er begann zu erkennen, dass die Beteiligung des Behandlers an der Übertragung des Patienten unvermeidlich ist. Er vertrat die zum damaligen Zeitpunkt revolutionäre Auffassung, dass der Widerstand des Patienten als eine Funktion der Gegenübertragung des Analytikers verstanden werden muss, und begann in Begriffen zu denken, die man heutzutage als gegenseitige Beteiligung, Ko-Konstruktion und »mutuelles Enactment« bezeichnen würde.

Auch wenn der Begriff »Enactment« in der Psychoanalyse erst in jüngster Zeit als technischer Begriff aufgetaucht ist, machen Ferenczis Beschreibung, wie er sich mit Patienten »in ein Spiel eingelassen« (1931, S. 277) hat, und seine anschließende Erläuterung seiner technischen Handhabung dieser Situation deutlich, dass er das, was heute als Enactment bekannt ist, anerkennt und befürwortet. Somit ist er als einer der Pioniere dieses Konzepts anzusehen.

Hans Loewalds »inszenierte Dimension der Übertragung«

In den letzten drei Jahrzehnten des zwanzigsten Jahrhunderts haben viele analytische Autoren und Autorinnen unser Verständnis der Übertragung um ihre inszenierte (»enacted«) Dimension erweitert. Einen der frühesten und einflussreichsten Beiträge zu diesem Thema bot Hans Loewald (1980), der die Rolle des *inszenierten Erinnerns* legitimierte und aufwertete. Etliche zeitgenössische Autoren, die sich mit der »in Szene gesetzten Dimension« beschäftigen, wie zum Beispiel Gil Katz (2014), beziehen sich ganz explizit auf Loewalds wegweisende Gedanken. Loewalds Dekonstruktion der analytischen Objektivität und Neutralität, seine Beschreibung des Analytikers als Ko-Akteur auf der analytischen Bühne, drücken seine Ablehnung eines »geschlossenen« oder Ein-Personen-Modells aus und rücken das Enactment ins Zentrum des klinischen Denkens. In diesem Sinne sind Übertragung und Gegenübertragung für ihn zwei Seiten derselben Dynamik, die in den unentwirrbaren Verflechtungen mit anderen wurzeln. Loewalds Ansatz ist unter anderem durch Stephen Mitchell (2003) stark in die relationale Psychoanalyse eingeflossen und bildet dort einen theoretischen Grundpfeiler.

Loewald (1980) stellt klar, dass Freuds Gegenüberstellung von Erinnern und Wiederholen dazu dient, zwei verschiedene Arten des psychischen Funktionierens zu verdeutlichen, was keineswegs bedeutet, dass sie sich gegenseitig ausschließen. Nach Loewalds Auffassung ist der bewusste mentale Akt des Erinnerns – das, was er »repräsentierendes Erinnern« nennt – eine Art Wiederholung, die im psychischen Feld stattfindet, und die Wiederholung in Form einer Handlung – das, was er »inszeniertes Erinnern« (ebd., S. 164) nennt – ist eine *unbewusste* Form des Erinnerns. In dieser Hinsicht ähnelt sein Verständnis in hohem Maße der zuvor dargestellten Betrachtung Ferenczis. Loewald betont, dass »das Individuum nicht nur eine Geschichte *hat*, die ein Beobachter aufrollen und beschreiben kann, sondern dass es Geschichte *ist*« (ebd., S. 150, kursiv i. O.). Nach Loewalds Auffassung besteht außerdem der Kern der Übertragungsneurose aus Erfahrungen, die in der psychoanalytischen Situation in einer Handlungsform verstanden und gelöst werden müssen. Er nennt die Übertragungsneurose daher auch »eine Neuinszenierung, eine Wiederholung durch Handeln« (ebd., S. 355).

In diesem Kontext taucht die berühmte Metapher auf, die er verwendet, um den psychoanalytischen Prozess zu bebildern: »die

Umwandlung von Geistern in Ahnen«. In poetischer Weise beschreibt er, wie die Übertragungsneurose auf das »Blut der Wiedererkennung« zurückzuführen ist, »daß man dem Patienten zu kosten gibt, damit die alten Geister wieder zum Leben erwachen« (ebd., S. 239). In dieser eindrücklichen Metapher versucht uns Loewald ein Bild an die Hand zu geben, mit dem er verdeutlicht, dass der Neurotiker seine Vergangenheit *nie* richtig begraben hat und es die Aufgabe der Therapie ist, seine Geister, die ihn heimsuchen, in Ahnen zu verwandeln, derer man »ge-denken« kann. Im Tageslicht der Behandlung werden die Geister des Unbewussten gebannt und als Ahnen zur Ruhe gebettet, so seine Vorstellung von therapeutischer Wirkung und vom Ziel der Therapie.

Das Herzstück von Loewalds klinischer Theorie ist seine Auffassung vom Symbol und seiner Quintessenz, dem Wort. Nach Loewalds Verständnis ist es jedoch ausschlaggebend, dass die Sprache nicht vom Handeln abgetrennt ist, sondern im psychoanalytischen Prozess das Erzählen zunehmend als »Sprachhandeln«, als symbolisches Handeln innerhalb des Kraftfeldes der Übertragung offenbart wird; er verwendet in dem Zusammenhang auch den Begriff der »Übertragungsdramatisierung« (ebd., S. 357).

Loewald (ebd., S. 276) stellt somit Übertragung und Gegenübertragung in einen Entwicklungskontext, in dem sie nicht als getrennte Themen betrachtet werden, sondern als zwei Gesichter derselben Dynamik. Er nannte diesen Bereich den »interpsychischen Bereich« – einen Bereich des analytischen Prozesses, in dem zwei Psychen gemeinsam funktionieren und sich gegenseitig beeinflussen.

Rollenspiel-Bereitschaft, szenisches Verstehen und Handlungsdialog

Der Engländer Joseph Sandler, der durch die Arbeiten der sogenannten britischen Schule unabhängiger Objektbeziehungstheoretiker stark beeinflusste wurde, liefert in seinem Aufsatz »Gegenübertragung und Bereitschaft zur Rollenübernahme« (1976) ein Konzept, auf das sich wenige Jahre später viele Theoretiker stützten, die sich mit Enactment beschäftigten. Sandler stellt Freuds epistemologischem Prinzip der »gleichschwebenden Aufmerksamkeit« das Konzept der »gleichschwebenden Bereitschaft« (»free-floating responsiveness«) bzw. »Rollenspiel-Bereitschaft« (»role-responsiveness«) an die Seite. Durch subtile verbale oder nonverbale Interaktionen »aktualisiert« der Patient die Übertragung. Sandlers Konzept der Rollenbereitschaft überlappt sich mit dem Kleinianischen Konzept der projektiven Identifizierung, unterscheidet sich jedoch von diesem insofern, da es das Konzept um die *unbewussten Prozesse des Therapeuten* erweitert. Zudem wird die Rollenbereitschaft als Produkt einer einzigartigen Übertragungs-Gegenübertragungs-Passung angesehen, die einen unvermeidlichen Teil des Behandlungsprozesses ausmacht. Ohne es bewusst zu intendieren und kontrollieren zu können, wird der Therapeut in dieses »Drehbuch für zwei Akteure« verwickelt, mit dem der Patient unbewusst den Behandlungsraum betritt, und lässt sich zur Teilnahme in dem Drama verführen.

Sandler (1976, S. 300) beschreibt in kurzen Fallvignetten, was er unter »Rollenübernahme« versteht, und verdeutlicht, wie Patienten ihn in eine bestimmte Rolle unbewusst und unintendiert hineinmanipulieren, sodass er die Rolle des bedeutsamen Anderen in der verinnerlichten Welt des Patienten übernimmt. In einem Beispiel skizziert er die Behandlung eines jungen Mannes, während der er sich dabei ertappt, dass er sehr viel mehr spricht, als er dies von sich gewohnt war. In einer weiteren Selbstreflexion wird ihm deutlich, dass ihm etwas in Bezug auf den Patienten Angst bereitet, nämlich die Angst, er könne fortbleiben. Er deutet sein übermäßiges Sprechen als unbewusst inszenierten Versuch, den aggressiven Strebungen des Patienten auszuweichen. Als er dies erkennt, kann er zwar zu seinem üblichen analytischen Verhalten zurückkehren, bemerkt jedoch, dass der Drang, während der Sitzung zu sprechen, auch daher rührt, dass es dem Patienten mittels einer geringfügigen Veränderung gelingt, jeden Satz wie eine Frage ausklingen zu lassen. Den Patienten darauf hinweisend, kann er ihm deuten, wie sehr er anscheinend die Beruhigung durch sein Sprechen braucht, und in der Folge kann der biografische Hintergrund dazu – die Angst vor dem aggressiven Vater, wenn dieser nach Hause kam – erfolgreich durchgearbeitet werden. Dem Patienten wird deutlich, dass er seit seiner Kindheit den »Trick« entwickelt habe, Fragen zu stellen, ohne sie doch explizit als solche zu formulieren, besonders in Situationen, in denen er Missbilligung befürchte.

Im deutschsprachigen Raum wurde besonders Rolf Klüwer (1983) mit seinem Konzept des »Mitagierens« und des »Handlungsdialogs« von Sandler beeinflusst. Für ihn sind die Begriffe »Enactment«, »Inszenierung« und »Handlungsdialog« austauschbar. Das ursprünglich von Alfred Lorenzer (1970) entwickelte Konzept der »Szene« und des »szenischen Verstehens« findet sich auch bei Hermann Argelander (1970). Obwohl, wie Wolfgang Mertens (2023) in einer Darstellung der Konzepte der »Szene« und des »szenischen Verstehens« feststellt, die Konzepte einen festen Platz in der Theorie der psychodynamischen Behandlung einnehmen, sind sie meines Erachtens im Vergleich zum Enactmentkonzept begrenzter, da die Mitbeteiligung und unbewusste Subjektivität des Behandlers zwar angedacht, jedoch eher undefiniert bleibt. Klüwer (1983) hingegen bezieht explizit die Mitbeteiligung, also die konkrete »Be-Handlung« beider Teilnehmer der therapeutischen Dyade mit ein, die gemeinsam einen »Handlungsdialog« erschaffen. Er setzt sein Konzept auch in die Nähe der Idee der »Kollusion« und bemerkt: »Es ist immer damit zu rechnen, dass man sich in einem Enactment befindet, dass man etwas bereits tut, ohne dass man weiß, dass man es tut« (2001, S. 353; siehe auch Streeck, 2000; Bohleber, 2018).

Timo Storck (2013) greift in seinem Aufsatz »Doing Transference« die Schnittmenge zwischen den Konzepten des Agierens bzw. Mitagierens, der Rollenübernahmebereitschaft, der Szene, des Handlungsdialogs und letztlich des Enactments auf und spricht zusammenfassend von einem »action turn« (siehe Jimenez & Fonagy, 2011) in der zeitgenössischen Psychoanalyse, der mir zutreffend erscheint, um das Auftauchen des Enactmentkonzepts auf der analytischen Bühne anzukündigen.

Vom Agieren zum Enactment

Die Einführung des Konzepts

Tatsächlich ist es schwer zu sagen, wann der Begriff »Enactment« im psychoanalytischen Diskurs explizit zum ersten Mal verwendet wurde und von wem. Wie im ersten Kapitel gezeigt, haben sich schon Freud und in der Folge Ferenczi, Loewald und Sandler damit auseinandergesetzt, wie Patienten das in Tat und Handlung umsetzen, was sie nicht erinnern wollen und können. Freud jedoch war von Anfang an und bis zuletzt der festen Ansicht, dass sich Denken und Handeln gegenseitig ausschließen.

Es blieb somit den durch Hans Loewald beeinflussten freudianischen Autoren und Autorinnen ab Mitte der Achtzigerjahre des letzten Jahrhunderts vorbehalten, den Begriff des Agierens explizit durch den des Enactments zu ersetzen. So taucht der Begriff bei Irwin Hoffman (1983) und Morris Eagle (1984) auf, indem diese den nonverbalen Verhaltensweisen einen vorrangigen Platz im therapeutischen Prozess einräumten und dies als »symbolische Aktualisierung« verstanden. Hoffman (1983) sprach schon zu diesem Zeitpunkt davon, dass sich der Psychotherapeut, indem er deutet, aus dem Übertragungs-Gegenübertragungs-Enactment befreie.

Obwohl diese beiden die ersten waren, die explizit von »Enactment« gesprochen haben, war es letztlich der von Loewald beeinflusste Theodore Jacobs, dem gemeinhin das Verdienst zuerkannt wird, diesen Begriff konzeptualisiert zu haben. Ihm wird die Einführung des Begriffs in dem Aufsatz aus dem Jahre 1986 »On Countertransference Enactments« zugeschrieben. Jacobs knüpft an Sandlers (1976) Konzept der »gleichschwebenden Bereitschaft zur Rollenübernahme« an, das einige Jahre zuvor den Zugang zum psychoanalytischen Diskurs gefunden hatte. Jacobs (2018) sagte

Jahrzehnte später in einem Interview, dass ihm der Begriff »Enactment« damals eingefallen sei, da er nach einer Bezeichnung suchte, der nicht die abwertende Konnotation von »Acting out« anhaftete.

Für die Freud'schen Interaktionisten wie Jacobs ergab sich Mitte der Achtzigerjahre in den USA die Herausforderung, die von ihm vorgegebene Aufteilung von Worten und Handlungen aufzulösen. Jacobs wollte Kliniker dazu ermutigen, dieses Phänomen unvoreingenommen zu erforschen, und rückte somit die Persönlichkeit und das unbewusste Handeln des Behandlers viel stärker in den Mittelpunkt der therapeutischen Interaktion.

Das Gegenübertragungs-Enactment

Die Arbeiten der beiden Neofreudianer Theodore Jacobs (1986) und James McLaughlin (1987) markieren den Beginn der Enactment-Literatur in den Vereinigten Staaten. Jacobs spricht über das Enactment als Gegenübertragungsphänomen und prägt den Terminus »Gegenübertragungs-Enactment«. Im Laufe der Jahre hat er ausgesprochen introspektiv, in fesselndem Stil und anhand zahlreicher eindrücklicher klinischer Vignetten veranschaulicht, wie unbeabsichtigte Aktualisierungen in der Übertragungs-Gegenübertragungs-Matrix die Kernkonflikte des Patienten abbilden und in Szene setzen. Seine Beiträge (1986, 1991, 1993, 2000) sind bei Weitem die persönlichsten unter den klassischen Autoren. Man erfährt darin viel von dem, was in der Interaktion mit seinen Patienten in Jacobs an inneren Phantasien, Erinnerungen und Gefühlen ausgelöst wird. Er erklärt, dass die Analyse oder Therapie viel mehr von der *Persönlichkeit* des Analytikers als von der *Technik* abhängt. Ein kurzes Beispiel von Jacobs (1986, S. 294) verdeutlicht dies:

> »Vor einigen Jahren, nachdem ich die analytische Arbeit mit einem Mann von beträchtlichem künstlerischem Talent und Einfallsreichtum begonnen hatte, entdeckte ich an mir ein ungewöhnliches Phänomen. Ich bemerkte, dass ich, obwohl ich Herrn K. mehr als vier Monate lang zugehört hatte, kein einziges Wort von ihm verpasst hatte. Ich muss gestehen, dass dies für mich eine Situation war, über die es sich zu reflektieren lohnte,

denn ich war mir bewusst, dass ich, wenn ich müde, ärgerlich oder ängstlich war, dazu neigte, meine Aufmerksamkeit in Richtung meiner eigenen Assoziationen zu lenken anstatt in die des Patienten. Bei Herrn K. war dies nicht der Fall gewesen, und ich war kurz davor, mich für geheilt zu halten, als ich über die Art und Weise, wie ich ihm zugehört hatte, nachdachte. Da wurde mir bewusst, dass ich mit meinem aufmerksamen Zuhören nichts anderes getan hatte, als ein Symptom gegen ein anderes auszutauschen. Mein Zuhören hatte eine besondere Qualität angenommen, die ich nun als vertraut erkannte. Es hatte etwas von Ehrfurcht, und ich erkannte, dass ich zwar nichts verpasst, aber auch nicht viel an Deutung angeboten hatte. Ich wurde mir auch eines häufig wiederkehrenden Themas in meinen visuellen Assoziationen zu Herrn K. bewusst, nämlich der Darstellung eines öffentlichen Redners, der vor einem faszinierten Publikum spricht. Es bedurfte nicht viel mehr detektivischer Arbeit, um zu verstehen, was geschehen war. Ich hatte Herrn K. zugehört, wie ich jahrelang meinem Vater zugehört hatte, der am Esstisch seine persönliche Sicht der Weltgeschichte darlegte. Das Erzähltalent von Herrn K. und sein Wunsch, ich möge die Rolle des verständnisvollen Zuhörers spielen, versetzten mich um vier Jahrzehnte zurück. Ich hörte zu, wie ich als zehnjähriger Junge zugehört hatte – schweigend, aufmerksam, halb hypnotisiert. Erst später wurde mir klar, dass die Art und Weise, wie ich zuhörte, einem alten und vertrauten Zweck diente: Ich wollte die negativen und konkurrierenden Gefühle, die ich gegenüber dem Künstler auf der Bühne empfand, aus meinem Bewusstsein fernhalten.«

Jacobs Talent besteht eindeutig im feinen Aufspüren seiner Gegenübertragungstendenzen, die durch die unbewusste Interaktion aktualisiert werden. Dies beinhaltet nicht nur das therapeutische Zuhören, wie im obigen Beispiel, sondern auch das Schweigen, die unbewussten mimischen und gestischen Haltungen beider, die Tonhöhe, den Tonfall und den Rhythmus der Sprache, in der unbewusste Aspekte beider zum Vorschein kommen. Häufig beginnt das Gewahrwerden eines bestimmten Aspekts der Gegenübertragung bei Jacobs (1986, S. 294) mit den Worten: »Ich entdeckte an mir selbst ein ungewöhnliches Phänomen.«

Die Idee, die Jacobs in seinem Werk entwickelt, ist einfach und gleichzeitig bestechend. Auf die Bedeutung der Gegenübertragung wird seit Langem hingewiesen, und sie wird heute von den meisten psychodynamisch orientierten Klinikern als ein unverzichtbares Instrument zum Verständnis des Patienten angesehen. Jacobs weist jedoch darauf hin, dass nicht alle Gegenübertragungen bewusst werden; manchmal kann eine unbewusst erlebte und daher nicht analysierte Gegenübertragung den Kliniker dazu bringen, in Übereinstimmung mit den Phantasien, Ängsten und Wünschen des Patienten zu handeln. Diese Aktualisierung der Gegenübertragung im Spiel der Projektionen des Patienten nennt Jacobs das »Enactment«. Den großen Vorteil dabei, in diesem Sinne über Enactments nachzudenken, führt Jacobs wie folgt aus: »Häufig bietet es uns unverhofft die Chance, Aspekte der eigenen Psychologie, die uns sonst nicht zugänglich wären, zu erkennen« (2000, S. 108). Seiner Ansicht nach können Enactments in der Tat gut für die Therapie oder Analyse sein, weil sie Wege zur Kommunikation öffnen können, die sonst unerkannt bleiben: »Die Übertragung wird nicht als eine Einbahnstraße betrachtet, die nur aus Projektionen des Patienten besteht, sondern in der Art und Weise, wie sie sich ausdrückt, ständig durch Beiträge des Analytikers beeinflusst wird« (1991, S. 222).

Jacobs sieht die Gegenübertragung somit in jeden Winkel der psychodynamischen Beziehung eingewoben, einschließlich der normalerweise akzeptierten Aspekte der Technik, zum Beispiel der Neutralitätsvorstellung. Das Festhalten an der Standardtechnik kann für ihn ebenso gut eine verdeckte Gegenübertragung sein. Während die meisten psychodynamischen Therapeuten in groben Gefühlen (etwa sexueller Natur) oder groben Handlungen (Verspätungen etc.) nach Gegenübertragungen suchen, ist Jacobs sensibel für jene allgegenwärtigen *subtilen Formen*, in denen die Person des Behandlers mit dem Patienten interagiert.

Definitionsversuche bei den interpersonalen Freudianern

Die dargestellte Einführung des Enactmentkonzepts hat sich im psychoanalytischen Denken relativ schnell etabliert, sodass es schon bald nach Erscheinen dieses bahnbrechenden Aufsatzes von Jacobs zahlreiche Veröffentlichungen, Symposien und Diskussionsrunden zu diesem Thema gab, die mit den Definitionen und Kennzeichen von Enactments gerungen haben. Dank des Konzepts konnten nun die Anhänger der traditionellen Psychoanalyse die Existenz der Patient-Analytiker-Interaktion akzeptieren, auch wenn dies von einigen von ihnen mit einem »analytischen Versagen« assoziiert wurde. Diese Richtung innerhalb der Freud'schen Theoretiker, deren Wurzeln größtenteils auf Hans Loewalds entwicklungs- und objektbezogene Sichtweise der Theorie Freuds zurückgehen, wird in der Literatur als »linker Flügel« des Freud'schen Spektrums und die Schule als »interaktionale Freudianer« bezeichnet. Autoren wie Judith Chused (1991, 1996), Dale Boesky (1990), James McLaughlin (1987, 1991), Warren Poland (1992), Owen Renik (1993), Ralph Roughton (1993), Henry Smith (1993, 1997) und etliche andere begannen, das Enactmentkonzept zu benutzen und auszubauen.

Die erste Podiumsdiskussion zum Thema »Enactment« fand 1989 auf der Tagung der Amerikanischen Psychoanalytischen Vereinigung in San Francisco statt (McLaughlin & Johan, 1992). Alle vier Teilnehmer (Boesky, Jacobs, Chused, McLaughlin) hielten Enactments für *allgegenwärtig* und *unvermeidlich* und stimmten darin überein, dass entweder der Patient oder der Therapeut zu einem Enactment beitragen könne. Obwohl sie während der Diskussion unterschiedliche Schwerpunkte setzten, einigten sich alle vier am Ende des Panels auf eine Definition:

> »Enactments stammen aus unbewussten Quellen sowohl des Patienten als auch des Analytikers. Enactments sind jene Momente, von kurzen und einzelnen Augenblicken bis hin zu längeren und/oder mehreren Zeitabschnitten, in denen die Handlung des Patienten im Dienst des Übertragungswiderstands mit dem Widerstand des Analytikers interagiert« (McLaughlin & Johan, 1992, S. 841).

Bei dieser ersten Podiumsdiskussion, auf die einige weitere folgen sollten, wurde eine gemeinsame Basis für die Idee gefunden, dass

- Enactments in den meisten analytisch-therapeutischen Situationen vorkommen, in einigen mehr als in anderen;

- sie sich aus den *unbewussten Widerständen* sowohl des Therapeuten als auch des Patienten ergeben; und dass
- der Übertragungswiderstand des Patienten mit dem Gegenübertragungswiderstand des Klinikers interagiert.

Das Unvermögen, ein Enactment zu verstehen, insbesondere den Beitrag des Therapeuten, kann der Hauptgrund für Therapien sein, die sich in eine therapeutischen Sackgasse entwickelt haben oder sogar vorzeitig (wie bei Freuds Fall Dora) enden. Aus einer, wie er es nannte, *interaktionellen Perspektive* innerhalb der modernen Strukturtheorie erweiterte besonders Dale Boesky (1990) das Konzept des Übertragungswiderstands in eine interaktive Form, den *Gegenübertragungswiderstand*, bei der die manifeste Form des Widerstands von beiden Parteien unbewusst ausgehandelt wird. Von ihm stammt auch eine der in meinen Augen besten Beschreibungen des Enactments: »Wenn der Analytiker nicht früher oder später auf eine Art und Weise emotional involviert wird, die er nicht beabsichtigt hatte, wird die Analyse nicht zu einem erfolgreichen Abschluss kommen« (ebd., S. 573) – eine Beschreibung, die dem sehr nahe kommt, was die interpersonal-relationale Psychoanalyse in der Folge als Grundlage weiterentwickelt hat.

Worauf sich alle Teilnehmer der Podiumsdiskussion außerdem einigen konnten, war die Definition des Enactments als *Aktualisierung der Übertragung*. Etliche Podiumsteilnehmer beharrten auf einer Unterscheidung zwischen Acting out und Enactment. Das Ausagieren wird zum Beispiel meist als eine motorische Handlung betrachtet, die in der Triebtheorie und der Ein-Personen-Psychologie verankert ist, Enactment ist demgegenüber in einer Zwei-Personen-Psychologie der psychodynamischen Situation verortet. Für Judith Chused (1991) beispielsweise besteht die Unterscheidung von Acting out und Enactment darin, dass bei Ersterem der Analytiker ein Beobachter ist, bei Letzterem ein Teilnehmer. Sie definiert Enactment als »eine *gemeinsame*, durch unbewusste psychische Kräfte in Patient und Analytiker ausgelöste Interaktion« (1997, S. 264, kurisv i. O.).

Eine zweite notwendige Unterscheidung muss zwischen dem Enactment und der *projektiven Identifizierung* getroffen werden, so die Teilnehmer der Podiumsdiskussion. Relativ übereinstimmend wurde festgestellt, dass die projektive Identifizierung die Idee einer einzigen thematischen Sichtweise beinhaltet. »Der Patient ist ›da draußen‹, anstatt im Interaktionsmuster betrachtet zu werden« (ebd., S. 836). Chused (1991) definiert Enactments in ihrem einflussreichen Beitrag als »symbolische Interaktionen zwischen Analytiker und Patient, die für *beide* unbewusste Bedeutungen haben« (S. 615, kursiv i. O.). Sie bemerkt, dass diese Enactments durch die untergründige Kommunikation des Patienten initiiert werden, allerdings in manchen Fällen auch im Therapeuten ihren Ursprung haben können. Wie sie (ebd., S. 629) schreibt, treten Enactments mit großer Wahrscheinlichkeit dann auf, wenn der Versuch, eine Übertragungsfantasie zu verwirklichen, eine Gegenübertragungsreaktion hervorruft.

Nach Chused (1997, S. 265) ist der Patient eindeutig der Initiator des Enactments, und der Analytiker beteiligt sich nur als Reaktion auf den Stimulus des Patienten. Sie räumte jedoch ein, dass Enactment eine gemeinsam geschaffene Interaktion sei, die von unbewussten psychischen Kräften sowohl des Patienten als auch des Therapeuten angetrieben würde.

In ähnlicher Weise schlägt James McLaughlin (1991, S. 595) vor, dass sowohl der Patient als auch der Therapeut anfällig dafür seien, auf Verhaltensweisen zurückzugreifen, die ihre Absichten aktualisieren und die Hoffnungen, Ängste und Kompromisse der Übertragung widerspiegeln, die in ihrer Entwicklungsgeschichte geprägt wurden. Enactments können dann als regressive (defensive) Interaktionen zwischen den beiden definiert werden, die von einem der beiden als Folge des Verhaltens des anderen erlebt werden.

Als letzter wichtiger neofreudianischer Verfechter des Enactmentskonzepts ist Owen Renik zu erwähnen, der in vielerlei Hinsicht eine radikale interpersonale Sichtweise der therapeutischen Situation vertritt, sodass er meist als Vertreter der relationalen Psychoanalyse angesehen wird. Renik (1993, S. 562) vertritt die Ansicht, dass »Analytiker ihre nicht reduzierbare Subjektivität erkennen und ihre Wirkungen untersuchen können«, und spricht sich zu diesem Zweck für eine systematische und umfassende Theorie der analytischen Technik aus, die die unvermeidbare und alles durchdringende Subjektivität des Klinikers berücksichtigt.

Dabei kann die Gegenübertragung erst dann bewusst werden, nachdem sie bereits stattgefunden hat, da »das Bewusstsein der Gegenübertragung immer retrospektiv ist, Gegenübertragungsenactments gehen ihm voraus« (ebd., S. 556).

Die anfängliche Verwendung des Enactmentkonzepts begann also zunächst bei den nordamerikanischen Freudianern, die dadurch die interaktionelle Seite des therapeutisch-analytischen Dialogs beleuchten wollten und für die dem Acting out eine zu pejorative Konnotation anhaftete.

Enactment in der interpersonal-relationalen Psychoanalyse

Ein Großteil der zeitgenössischen klinischen Psychoanalyse beschäftigt sich mit den Zusammenbrüchen der Intersubjektivität, mit den eingefrorenen Bereichen des *psychodynamischen Feldes*, die nicht verdrängt im klassischen Sinne, sondern eher Ausdruck des »unrepräsentierten Unbewussten« (Levine et al., 2013) oder »unformulierten Unbewussten« (Stern, 2004) sind. In der interpersonalen und relationalen Psychoanalyse (kurz: IRP) werden diese eingefrorenen, unmentalisierten, unrepräsentierten Teile der Beziehung als Enactments bezeichnet, sie machen somit einen großen Teil der relationalen Falldarstellungen aus und bilden den theoretischen ebenso wie den klinischen Ausgangspunkt für eine Reihe genuin interpersonal-relationaler Konzepte und klinischer Sensibilitäten. Aus der relationalen und interpersonalen Perspektive ist das Enactment der zentrale Fokus der klinischen Technik, da es direkt mit einer veränderten Sicht auf die Psyche, die Psychopathologie und die Theorie der therapeutischen Wirkung verbunden ist (Bromberg, 1998; 2006, 2011; Stern, 1997, 2010, 2015; Aron, 2003; Black, 2003; Levenkron, 2006; Kuckuck, 2018; Maroda, 1998, 2010, 2019).

Heutzutage ist das Konzept des *intersubjektiven Feldes* in der Psychoanalyse weit verbreitet, auch wenn es nur selten denjenigen zugeschrieben wird, die es zuerst konzipiert haben. Sowohl die interpersonale als auch die relationale Psychoanalyse basieren auf dem Konzept des Feldes, wobei die psychodynamische Situation durch ihre *Bezogenheit*, *Ko-Konstruktion* und *Gegenseitigkeit* definiert wird. Therapeut und Patient stehen, ständig und unweigerlich, bewusst und unbewusst in Wechselwirkung und Interdependenz miteinander. Das Feld bestimmt, was jeder Teilnehmer in der Gegenwart des anderen erleben kann, insbesondere die affektiven und dissoziierten Aspekte der Erfahrung. Für Harry Stack Sullivan (1953) war das Feld die Arena dessen, was er »interpersonale Beziehungen« nannte. Obwohl die Feldtheorie ein wesentlicher Bestandteil von Sullivans Theoriebildung war, schrieb er selten explizit darüber.

Harry Stack Sullivans »teilnehmender Beobachter«

Harry Stack Sullivan, der das William Alanson White Institute in New York gründete, das die Heimat und Ausbildungsstätte für fast alle interpersonalen und später relationalen Psychoanalytiker wurde, gilt als *Wegbereiter zu einer veränderten Sichtweise der Interaktion* und somit auch zur Auffassung, wie sich der Behandler in der psychodynamischen Dyade zu verstehen hat. Die grundlegenden Einheiten in Sullivans interpersonaler Theorie sind das interpersonale Feld und die daraus abgeleiteten Beziehungskonfigurationen. Die individuelle Psyche ist in dieser Sichtweise Teil und Spiegelbild eines größeren Ganzen und außerhalb einer sozialen Matrix nicht vorstellbar; um das Wesen der Erfahrung zu begreifen, muss man die Psyche innerhalb dieses umgebenden Kontexts betrachten.

Dieser psychoanalytische Feldgedanke impliziert auch ein verändertes Verständnis der Rolle des Analytikers bzw. Therapeuten: Er ist nicht lediglich distanzierter oder gar objektiver Beobachter, sondern immer und unweigerlich »teilnehmender Beobachter« (Sullivan, 1953). Sullivan war eindeutig empfänglich für Kurt Lewins psychologisches Feldkonzept, ging jedoch nie so weit, die Subjektivität des Therapeuten in seine klinische Aufmerksamkeit einzubeziehen. Sullivan sah sich selbst als losgelösten, wenn auch teilnehmenden Beobachter im interpersonalen Feld des Patienten.

Eine der Schlüsselinnovationen dieses interpersonalen Ansatzes ist die Ersetzung des klassischen Modells des (scheinbar) objektiven Beobachters mit einem Modell des Analytikers als teilnehmenden Beobachter – oder, wie es Irwin Hirsch (2015) später umformulierte – als »beobachtenden Teilnehmer«. Die Lebensgeschichte des Therapeuten und seine psychodynamische Theorie beeinflussen seine Wahrnehmung grundlegend. Es gibt, so Hirsch, keine theorie- oder persönlichkeitsfreie Beobachtung.

Interpersonal arbeitende Therapeuten ersetzten die Vorstellung von objektiver Wahrheit durch Subjektivität und Perspektivismus, die Fokussierung auf das Intrapsychische wird durch den Fokus auf das Interpersonale erweitert, die triebbedingte Phantasie macht der realen Interaktion Platz, die Betonung auf dem Inhaltsaspekt von Deutungen wird ersetzt durch Beobachtung des Prozesses und die Gegenübertragung als intrasubjektives Phänomen wird ersetzt durch die Vorstellung von der Gegenübertragung als Enactment (Stern & Hirsch, 2015).

Edgar Levensons »Isomorphismus« von Wort und Handlung

Eine besondere Rolle in der Ausarbeitung des Enactmentskonzepts hat der zu Unrecht eher unbekannte Interpersonalist und Schüler Sullivans Edgar Levenson eingenommen, der bereits Ende der Siebzigerjahre des letzten Jahrhunderts etliche Grundannahmen Sullivans überarbeitete und damit die Grundlage für das spätere relationale Verständnis des Enactmentkonzepts lieferte (die meisten späteren relationalen Theoretiker wurden direkt von ihm als Supervisor beeinflusst). Levenson (2005 [1972/1983]) beschrieb schon früh die, wie er es nannte, unbewusste »Transformation« des Analytikers oder Therapeuten durch das Feld und dann seinen Kampf, diese Transformation zu begreifen und dieses Verständnis zum Nutzen des Patienten einzusetzen. Er hat das von Sullivan übernommene partizipatorische Prinzip stark erweitert und ist vielleicht mehr als jeder andere zeitgenössische Autor für die postmoderne, relationale Wende in der Psychoanalyse verantwortlich (Hirsch, 2015).

Die Interpersonalisten der zweiten Generation, wie etwa Levenson, erweiterten die Verwendung der Gegenübertragung in vielerlei Hinsicht. Der Kliniker wird nun als Teil des interaktionalen Feldes betrachtet, das der Patient und er zu verstehen versuchen. Dabei vertritt Levenson (2001, S. 250) eine Sullivan'sche feldtheoretische Sichtweise, indem er postuliert: »Gehirn ist individuell, der Geist ein Feldphänomen.«

Levenson war der erste, der festgestellt hat, dass die unvermeidliche, unbewusste Verstrickung des Therapeuten mit seinem

Patienten der Dreh- und Angelpunkt einer jeden Therapie oder Analyse ist. Gestützt auf Ludwig Wittgenstein (1953/2003), für den Worte Taten sind und Sprache am besten als eine Aktivität verstanden werden kann, bei der Wörter als Werkzeuge verwendet werden, ist für Levenson die »Redekur« kein Fluss von Worten, sondern von Natur aus eine interaktive Erfahrung. Somit ist die von Freud (1914) postulierte Dichotomie zwischen Wort und Handlung irreführend. Einfach gesagt: Wenn wir mit jemanden reden, dann *handeln* wir auch mit ihm, und wenn der Therapeut mit dem Patienten spricht, *verhält* er sich ihm gegenüber und *be-handelt* ihn (siehe auch Streeck, 2000). Levenson fasst seine Sicht des interpersonalen Prozesses der Therapie zusammen, indem er formuliert: *»Die Sprache des Sprechens und die Sprache des Handelns sind Transformationen voneinander«* (2005 [1983], S. 81, kursiv i. O.).

Wenn Sprechen und Handeln Teile eines kontinuierlichen Austausches sind, dann ist Interaktion nicht etwas, was während der Therapie oder Analyse lediglich in Zeiten der Not sporadisch auftritt. Anstatt sich mit diskreten Momenten des Handelns zu identifizieren, stellt Levenson fest, dass die Interaktion »kontinuierlich abläuft und die Beziehung zwischen Patient und Therapeut im Laufe der Zeit in einer strukturierten Weise und nach einem Muster durchgespielt wird« (ebd., S. 83). Anstatt den Inhalt zu deuten, identifizieren die Interpersonalen eher die *Muster der Interaktionen*; das Enactment ist dabei allgegenwärtig und durchgängig. Sich wiederholende Beziehungsmuster zu erkennen, hat Levenson (ebd., S. 33) dabei als unsere vielleicht größte therapeutische Fähigkeit bezeichnet.

Was eine hilfreiche Therapie oder Analyse für ihn ausmacht und was der Therapeut an Kompetenz mitbringt, ist die »Fähigkeit, verwickelt zu sein, in das System einzutauchen und daran teilzunehmen und sich dann herauszuarbeiten« (Levenson, 2005 [1972], S. 174). Die Aufgabe des Psychotherapeuten besteht darin, seine eigene Beteiligung am Enactment anzuerkennen und diese dann mit dem Patienten in all seinen Implikationen zu erforschen. Interaktion bildet für die Interpersonalen und später für die Relationalen den bisher unerforschten Kernbestandteil der Psychoanalyse.

Dies könnte bedeuten, dass der psychodynamisch arbeitende

Therapeut eines masochistischen Patienten leicht sadistische Deutungen bezüglich seines Masochismus gibt, ohne dies zu bemerken; der Therapeut eines verführenden Patienten, der trotzdem Angst vor Sexualität hat, wird verführende Deutungen über die Angst des Patienten machen; der Therapeut eines narzisstisch vulnerablen Patienten deutet den Narzissmus in einer Art, die den Patienten verletzt. Dieses Inszenieren dessen, worüber gesprochen wird, beschreibt Levenson mit den Worten: »Das, worüber gesprochen wird, wird gleichzeitig inszeniert – ein verblüffender und therapeutisch äußerst nützlicher Isomorphismus« (1996, S. 246). Mit anderen Worten: So, wie man nicht *nicht* kommunizieren kann, kann man auch nicht *nicht* interagieren und inszenieren. Levenson erkannte, dass die kontinuierliche, gemeinsame, unbewusste Beeinflussung notwendigerweise ein gemeinsames Enactment impliziert.

Therapeutisches Diktum: »Was geht hier vor sich?«

Provokant formulierte Levenson, dass die Behandlung erst dann beginne, wenn das, worüber gesprochen wird, auch im Hier und Jetzt von beiden erlebt wird, dass die Analyse oder Therapie mithin erst dann beginne, wenn beide verstört sind. Er beruft sich hierbei auf den berühmten Ausspruch Sullivans: »Gott bewahre mich vor einer Therapie, die gut läuft!« (Levenson, 2005 [1983], S. 81). Auch die bestgemeinten Bemühungen des Therapeuten müssen seiner Meinung nach scheitern. Es ist vielmehr die gemeinsame Analyse – nicht die Vermeidung – des Versagens, die das Enactment definiert und die größte Hebelkraft im Prozess besitzt. Hirsch (2018, S. 78) nimmt diesen Gedanken auf und formuliert, dass der Behandler zuerst »schlechte« Arbeit machen müsse – im Sinne des Verwickeltseins mit dem Patienten –, bevor er »gute« Arbeit leisten, das heißt sich ent-wickeln könne.

Levenson betont, dass die sogenannte Gegenübertragung das sei, was dem Therapeuten nicht bewusst zugänglich sei, und er fasst dies in dem von ihm häufig zitierten Aphorismus zusammen, dass *derjenige, der am wenigsten Ahnung vom Wasser hat, der Fisch ist* – Fische können Wasser nicht beschreiben, weil sie »Nicht-Wasser« noch nie erlebt haben (Buechler, 2008). Auf die

Behandlungssituation bezogen bedeutet dies, dass wirklich verstörende Gegenübertragungen ihren Einfluss in der Regel außerhalb des Bewusstseins des Therapeuten geltend machen – daher bedarf es auch des Enactments, des In-Szene-Setzens, der Dramatisierung, um aufgedeckt zu werden. Aus einer klassischen Freud'schen Perspektive ist die Gegenübertragung ein Fehler, der korrigiert werden muss. Aus einer interpersonellen Perspektive ist das Enactment der Gegenübertragung sowohl *unvermeidlich* als auch *therapeutisch hilfreich*. Provokant definiert Levenson (2006, S. 21) daher Gegenübertragung aufseiten des Therapeuten als »Unwilligkeit, wirklich hinzuschauen«, und Acting out oder Agieren als »all das, was diesen nervös macht« (ebd.).

Levensons Ansatz betont die Notwendigkeit für den Therapeuten, sich innerlich zu fragen: »Was geht hier vor sich?«, und nicht, wie in der klassischen Psychoanalyse üblich: »Was bedeutet es?« Dabei werden nicht verdeckte Wahrheiten herausgearbeitet, sondern es ist die Aufgabe des Therapeuten, sich mit dem Patienten zu fragen, welche anderen Perspektiven es noch zu derselben Geschichte geben könnte. Dabei ist zu erwarten, dass man als beobachtender Teilnehmer ganz unvermeidlich in die Beziehungsmuster der Patienten hineingezogen wird.

Als kleines Beispiel für Levensons (2005 [1983], S. 65) Arbeitsweise beschreibt er eine Patientin, die in der Adoleszenz, als ihre Mutter jeden Sonntag das Haus verließ, mit dem Vater allein zurückblieb. Da dieser Opernliebhaber war, bestand er darauf, dass sie sich zu ihm ins Bett lege, um sich gemeinsam eine Radiooper anzuhören. Sie fügte sich jedes Mal, lag starr neben ihm, bis er eingeschlafen war und sie erleichtert davonschleichen konnte. In der Folge beschreibt Levenson den »Isomorphismus« in der Form, dass die Patientin, während sie ihm diese Erinnerungen berichtet, gleichzeitig mit ihm ebendiese Beziehungskonstellation unbewusst inszenierte. Die Frage, die sich für ihn stellte, war nicht die, was die symbolische, fantasierte Verzerrung des realen Ereignisses darstellte, sondern was sie im Hier und Jetzt mit ihm in Szene setzte. Die offensichtliche Konsequenz dieser Erforschung ist, dass Therapeut und Patientin die Beziehung mit dem Vater rekapitulieren werden: Sie wird steif daliegen, nicht Kuscheln, nie ihren Widerstand zeigen, aber auch nie nachgeben, und sie wird sich bei der ersten Gelegenheit davonschleichen.

Was den therapeutischen Umgang mit Enactments angeht, schlägt Levenson vor, die eigene Gegenübertragung nicht direkt anzusprechen, sondern dies in Sätze zu formulieren wie: »Ich interessiere mich sehr für Ihre Wahrnehmung der Realität, weil es mich interessiert, wie die Welt für Sie aussieht. Dabei ist es mir nicht wichtig, ob es wahr ist, was ihre Erfahrung ist« (Levenson et al., 2005, S. 602). Hingegen erachtet er Sätze wie »Sie scheinen mich als … zu sehen« nicht als sonderlich produktiv. Viel förderlicher wäre es, Sätze zu verwenden wie: »Das ist interessant, Sie bringen etwas ein, was ich vorher nicht gesehen habe. Sie machen mich auf Dinge aufmerksam, die mir nicht bewusst sind« (ebd., S. 603). Bezüglich seiner therapeutisch-analytischen Haltung stellt Levenson infrage, ob eine gute Interventionstechnik wirklich einem bestimmten Skript folgen müsse, und schlägt stattdessen vor, dass eine gute Therapie eher so etwas wie Jazz sein kann: innovativ, flexibel und improvisiert.

Enactments bei den Relationalen: Stephen A. Mitchell

Die klinische relationale Literatur über Enactments ist reichhaltig und spannend zu lesen, insbesondere mit den häufig dramatischen Fallbeschreibungen. Ich werde mich im Folgenden auf einige prominente relationale Theoretiker stützen und deren Gedanken skizzieren. Alle diese Theoretiker sind Teil des »relational turn«, der auch manchmal als »action turn« in der Psychoanalyse bezeichnet wird. Häufig wird diese theoretische Wende als die Geburt des Zwei-Personen-Modells bezeichnet (Ghent, 1989; Aron, 1996; Davies, 2018). In diesem Rahmen erhalten Enactments eine hervorgehobene Bedeutung für die Relationalen. Man könnte sogar postulieren, dass die besondere Bedeutung der Universalität von Enactments *das* Thema ist, das alle relationalen Theoretiker vereint, dass es *den* gemeinsamen klinischen Nenner darstellt, der diese sonst theoretisch so heterogene Denkschule miteinander verbindet. Die Unvermeidbarkeit des reziproken Zwei-Personen-Einflusses und der Ko-Konstruktion von Bedeutung zwischen Patient und Therapeut wird hier ins Zentrum des Denkens gestellt.

Einer der führenden Köpfe und der entscheidende Begründer der relationalen Psychoanalyse war Stephen A. Mitchell. Mit seinem Kollegen Jay Greenberg verfasste er das bahnbrechende Buch (Greenberg & Mitchell, 1983), das gemeinhin als der Anfangspunkt der relationalen Wende angesehen wird. In einer Reihe von Publikationen arbeitete er seine eigene Darlegung der relationalen Psychoanalyse aus (Mitchell, 1988, 1993, 2003, 2005), die die Ideen der interpersonalen Psychoanalyse mit denen der Objektbeziehungstheorie, der Bindungstheorie und der Selbstpsychologie amalgamiert hat.

Von Sullivan (1953) übernimmt Mitchell den grundlegenden Gedanken, dass die Persönlichkeit in der Interaktion mit anderen geformt wird und sich in Interaktionen mit ihnen manifestiert. Als Kurzformel könnte man sagen: Persönlichkeit ist Sullivan zufolge Interaktion; Psychopathologie betrifft zwangsläufig Störungen der Persönlichkeit und damit *unweigerlich* der Interaktion.

Laut der Theorie Mitchells sind Interaktion, Kommunikation und Beziehung die neuen Schlüsselbegriffe, an denen Metatheorie und Behandlungspraxis der Psychoanalyse einer gründlichen Revision unterzogen werden (Tiedemann, 2023c). Das Intrapsychische und das Interpersonale sind dabei eben nicht als gegensätzlich oder einfach als sich ausschließende Domänen zu verstehen, sondern für Mitchell ist jeder der beiden Bereiche von den Eigenschaften durchdrungen, die den anderen definieren. Das von ihm entwickelte Modell der »relationalen Matrix« (Mitchell, 1988, S. 62) beschreibt genau diesen Sachverhalt, in denen sich individuelle Räume und die Psyche im Sinne eines Mikrokosmos im Beziehungsfeld entwickeln, in denen der Makrokosmos der zwischenmenschlichen Beziehungen verinnerlicht wird. Mitchell verwendet hier die plastische Metapher einer endlosen Möbiusschleife, bei der Innen und Außen sich unendlich und paradox neu erschaffen und verwandeln: »Zwischenmenschliche Beziehungen generieren intrapsychische Beziehungen, die auf zwischenmenschliche Beziehungen verändernd zurückwirken, wodurch sich die intrapsychischen Beziehungen verändern und so weiter und so weiter« (2003, S. 100). Lewis Aron definiert in ähnlicher Weise, die relationale Psychoanalyse basiere auf der grundlegenden Vorstellung, dass »das psychische System dem Wesen nach dyadisch, sozial, interaktiv und interpersonell ist« (1996, S. x).

Bezüglich der therapeutischen Dyade stellt Mitchell fest, dass die Komplexität der Interaktion zwischen Therapeut und Patient im psychoanalytischen Diskurs lange Zeit nicht thematisiert wurde, und indem er sich auf diese Lücke konzentriert, leistet Mitchell einige seiner wichtigsten Beiträge und ebnet den Weg für viele Relationale, die ihm gefolgt sind. Er regt uns an zu fragen: Was bedeutet es wirklich, dass der Behandler Teilnehmer *und* Beobachter ist? Was bedeutet es wirklich, dass jedes psychodynamische Paar eine einzigartige Dyade bildet, in der die Subjektivitäten und Vulnerabilitäten *beider* sich verweben? Was bedeutet es wirklich, wenn die Subjektivität des Therapeuten einen »nicht reduzierbaren« Einfluss auf die Subjektivität des Patienten hat? Was bedeutet es wirklich, wenn es heißt, dass Übertragung und Gegenübertragung zwei Seiten derselben Dynamik sind?

Mitchell (2005) postuliert, dass es heutzutage nicht mehr haltbar sei, sich den Therapeuten oder Analytiker in einer Position vorzustellen, in der er »von außerhalb« das unbewusste Material des Patienten neutral und objektiv organisieren könne und damit zu »Wahrheiten« gelange. Der Behandler steht nie völlig außerhalb der Übertragung-Gegenübertragung-Konfigurationen; stattdessen kämpft er ständig darum, sich aus ihnen selbstreflexiv heraus- und durchzuarbeiten.

Der Therapeut muss zuerst die Gegenübertragung *erleben* oder, besser gesagt, sich *in ihr entdecken*, bevor er beginnen kann, seinen Weg aus ihr heraus zu finden. Enactments sind eher wie das Wetter als wie ein bestimmter Sturm, wie Mitchell bemerkt, »aus dem man hin und wieder auftaucht, um erneut den ›Hochsitz‹ zu besetzen, und sie gleicht eher dem Wetter selbst. Wie das Wetter verändert sich auch die Gegenübertragung ständig, doch ist man nie frei von ihr« (2005, S. 234). Niemals kann der Behandler eine Position einnehmen, die außerhalb der Gegenübertragung zu verorten ist. Damit werden auch in Enactments eine intersubjektive Verschränkung und eine Interdependenz deutlich, deren ganze Strukturen und Bedeutungsvielfalt erst mit der Zeit erkannt, von beiden entwirrt und dann durch neue Beziehungsmuster ersetzt werden.

Mitchell wehrt sich damit auch gegen die alte psychoanalytische Dichotomie von Beziehung versus Deutung – für ihn sind

Deutungen nicht als *Alternative* zu Enactments zu verstehen und auch nicht zweitrangig in der Auflösung derselben, sondern sie sind *Formen* des Enactments, in der der Behandler unfreiwillig seine »nicht reduzierbare Subjektivität« (Renik, 1993) inszenierend zum Ausdruck bringt. In ähnlicher Weise stellt Jay Greenberg fest, dass Deutungen Worte sind, und »Worte sind niemals neutral; sie sind unser wichtigstes Mittel, um auf andere einzuwirken. Worte flehen, zwingen, verführen, verletzen, umarmen, ziehen an, stoßen weg. Für jeden von uns ist das, was wir sagen und wie wir es sagen, ein äußerst wichtiger Teil unseres Handlungsrepertoires« (1996, S. 201).

In einer seiner vielen denkwürdigen Passagen beschrieb Mitchell die Aufgabe des Therapeuten als einen gemeinsamen Tanz: »Ich schlage nicht vor, zum Tanz zu gehen und sich über die Musik zu beschweren, sondern den Tanz so zu genießen, wie er angeboten wird, und gleichzeitig die Einzigartigkeit des Stils zu hinterfragen« (1988, S. 212). Er betont, die meisten Patienten müssten das Gefühl haben, dass »ihr eigener Tanzstil geschätzt wird, um offen für die Erweiterung ihres Repertoires zu sein« (ebd.). Er sieht seine Aufgabe darin, mit dem Patienten auf der analytischen Bühne zu »tanzen«, sich aktiv und persönlich einzubringen, neue Bewegungen auszuprobieren, neue Schritte zu machen, die Musik zu spüren und authentisch und mit persönlicher Improvisation zu reagieren.

Alte versus neue Objekte

Eine der meines Erachtens besten Definitionen eines Enactments liefert Mitchell (2005), indem er sagt: »Ganz generell müssen wir davon ausgehen, dass sich der Analytiker trotz bester Absichten wahrscheinlich in eben jenem Netz verstrickt, das zu erforschen er die Patientin anregen möchte. Das Erleben des Analytikers ist also oft von eben jenen Affekten, Dynamiken und Konflikten durchtränkt, die zu verstehen er der Patientin zu helfen versucht« (S. 71). In diesem Sinne bedeutet *Hingabe*, wie Ghent (1990) in einem berühmt gewordenen Artikel eingeführt hat, dass wir als engagagierte Behandler unvermeidlich in Enactments verwickelt werden, in therapeutische Sackgassen geraten – und dies zutiefst akzeptieren müssen. Mitchell (2005) zufolge findet Veränderung in der Analyse oder Therapie dann statt, wenn der Analytiker mit dem Versuch aufhört, einem allgemein gültigen, in Reinkultur praktizierten Standardmodell gerecht zu werden, und damit anfängt, für den Patienten jeweils »maßgeschneiderte« individuelle Lösungen zu entwickeln. Die Anerkennung des interaktiven Wesens des therapeutischen Prozesses ist es, die für ihn der konstruktivste Schutz für die Autonomie des Patienten ist – und nicht das Leugnen des persönlichen Einflusses, wie in der klassischen Psychoanalyse lange Zeit postuliert.

In relationaler Sichtweise besteht die therapeutische Beziehung aus zwei hoch konflikthaften und gleichzeitig auftretenden Beziehungen, die sich gegenseitig durchdringen: eine neurotische, kontrahierte Form (Loewalds »altes« Objekt, Fairbairns »schlechtes« Objekt), die sich über die Zeit im besten Falle modifiziert und auflöst, und eine gesündere Form der Integration (Loewalds »neues« Objekt, Fairbairns »gutes« Objekt), das sich langsam öffnet und konsolidiert. Fairbairn (1958/2007) verstand die psychotherapeutische Behandlung als verzweifelten Versuch des Patienten, »seine Beziehung zum Analytiker durch die Übertragung in das geschlossene System der inneren Welt hineinzuzwingen« (S. 273), und folgerte daraus die Aufgabe, dieses geschlossene System im Rahmen der therapeutischen Beziehung »aufzubrechen«. Dies kann als relationaler Vorläufer dieser Bearbeitung von Enactments gesehen werden, auch wenn uns Fairbairn noch völlig im Unklaren gelassen hat, wie dies denn therapeutisch zu bewerkstelligen sei. Er hinterließ uns nur den vagen Hinweis, dass er die Beziehung des Patienten zum Analytiker für den entscheidenden Faktor hielt.

Mitchell (1988), stark von Fairbairn beeinflusst, fasst diese paradoxe unbewusste Motivation von Therapiesuchenden zusammen, indem er schreibt: »Der Analysand kommt in die Behandlung auf der Suche nach etwas Neuem *und* nach etwas Altem« (S. 291, kursiv i. O.). Was das Enactment von Übertragung und Gegenübertragung psychodynamisch so nützlich macht, ist Mitchell (2005) zufolge die Möglichkeit, alte Muster infrage zu stellen und umzuwandeln. Dabei vertritt er die Haltung, dass man therapeutische Veränderungen nicht erreicht, indem man alte Objektbeziehungen umgeht, sondern indem man sie »von innen her erweitert«. Mitchell (2003, S. 91) fasst den neuen Fokus der zeitgenössischen Psychoanalyse wegweisend zusammen: »Interaktion bildet den bisher unerforschten Kernbestandteil der Psychoanalyse.«

Eine ähnliche Haltung vertritt Greenberg (1986), der das häufig zitierte relationale Diktum formulierte, dass *analytische Neutralität eher in der Balance zwischen neuem und altem Objekt zu finden sei* und nicht in bestimmten Verhaltensaspekten. Die Unfähigkeit, dieses Gleichgewicht zu erlangen, ist verantwortlich für viele analytische und therapeutische Misserfolge. Berühmt geworden ist sein Ausspruch: »Wenn der Analytiker nicht als neues Objekt erfahren werden kann, wird die Analyse nie beginnen; wenn er nicht als ein altes Objekt erfahren werden kann, wird sie niemals enden« (Greenberg, 1986, S. 98). Dies ergänzte Steven Cooper (2000) einige Jahre später mit dem wichtigen Zusatz: »Das Gegenteil ist jedoch ebenfalls relevant: Solange der Analytiker nicht ausreichend als ein altes Objekt erlebt wird, kann die Behandlung nicht beginnen« (S. 90). Etwas anders formuliert: Der Patient formt die Welt, wie wir alle es tun, um die Vergangenheit und Erwartungen zu bestätigen, die auf verinnerlichten vergangenen Beziehungen basieren – eine Version der selbsterfüllenden Prophezeiungen, die den Wiederholungszwang ausmachen.

Enactments treten im Allgemeinen dann auf, wenn die eigenen blinden Flecken und der eigene Charakter des Therapeuten dazu führen, dass er von der technisch neutralen Akzeptanz der Übertragung abdriftet, entweder in Richtung Ablehnung oder Aktualisierung der Übertragung des Patienten. Die Ablehnung der Übertragung, insbesondere der negativen Übertragung, tritt auf, wenn der Therapeut Schwierigkeiten hat, die vom Patienten angebotene Übertragung zu akzeptieren, weil sie gegen die eigene Selbstidealisierung als »gut« geht. Man kann sich Enactments als einen mehrstufigen Prozess vorstellen, bei dem es zunächst das übliche »Re-enactment« eines Teils der konfliktreichen oder traumatischen Vergangenheit des Patienten in der Übertragungsbeziehung gibt. Dies ist der Teil des Enactment-Prozesses, den Freud (1914) mit dem Begriff des »Wiederholungszwangs« umschrieb. In einem Enactment wird jedoch als nächstes die damit verbundene unbewusste Selbsterfahrung des Patienten verleugnet und auf den Therapeuten projiziert.

Mit anderen Worten: Der Therapeut arbeitet unwissentlich mit dem Patienten in einem Prozess gegenseitiger und komplementärer projektiver Identifizierung zusammen, der sich um bedeutende vergangene Ereignisse aus dem Leben *beider* Teilnehmer dreht. Innerhalb einer solchen Inszenierung ist der Therapeut ebenso ein aktiver Teilnehmer wie der Patient.

Enactments sind routinemäßig fesselnd – aber ein Enactment fesselt weder den Patienten noch den Behandler, wenn es nicht irgendwie einen zwingenden Teil ihrer beider Geschichte anspricht. Analytiker nutzen nicht nur ihre gut analysierte Erfahrung, um Patienten zu verstehen; wie Racker (1968/2000) so eloquent beschrieben hat, setzen wir unsere Analysen oder Therapien auch mit unseren Patienten fort. Dieser klinisch äußerst wichtige Gedanke wurde von Mendelsohn (2002) als »ausreichend schlechte Beteiligung« des Therapeuten formuliert, die unvermeidliche Art und Weise, in der alle Therapeuten ihre Patienten leiden lassen und eine Version der schlimmsten Ängste des Patienten bestätigen. Den Gedanken Winnicotts (1971/1974) einer »ausreichend guten Mutter« (und damit auch »ausreichend schlechten Mutter«) weiterspinnend, vertritt Mendelsohn, dass viele psychodynamische Therapien oder Analysen daran scheitern, dass der Behandler zu sehr versucht, »gut« zu sein. Eine Beteiligung, die »ausreichend schlecht genug« ist, bedeutet die Bereitschaft, auf wohlüberlegte Weise Risiken einzugehen, das Boot zu schaukeln, den wackeligen Turm zu erschüttern und dabei ein therapeutisch notwendiges Maß an Achtsamkeit und Respekt für unsere eigenen Stärken und Toleranzen und die unserer Patienten aufrechtzuerhalten.

Der psychodynamisch orientierte Therapeut kann dabei die Welt des Patienten nur als vertrautes (d.h. »schlechtes« im Sinne eines unbefriedigenden) Objekt betreten – und das Enactment ist genau der Punkt, an dem diese paradoxe Suche nach einem alten und einem neuen Objekt sich intersubjektiv mit dem Therapeuten in Szene setzt, in der beide Strömungen sich vermengen wie zwei Flüsse, die aufeinandertreffen und sich untrennbar vermischen. Steven Stern (1994, 2017) nennt dies die »benötigte Beziehung« *(needed relationship)* im Gegensatz zur »wiederholten Beziehung« *(repeated relationship)*, die beide paradoxe Bestandteile der Beziehungskonfiguration ausmachen.

»Wessen schlechte Objekte sind wir eigentlich?«

Um diese für die Relationalen äußerst wichtige Verflechtung und Inszenierung der alten und neuen Objektbeziehung anschaulich darzustellen, sei hier ein in der relationalen Literatur berühmt gewordenes Fallbeispiel von Jody Davies (2004) mit dem evokativen Titel »Whose bad objects are we anyway?« gekürzt aufgeführt.

> In der ersten von zwei aufeinanderfolgenden Sitzungen, die sie beschreibt, braucht Davies, krank und in einem verletzlichen Zustand, eine »leichte« Patientin, eine, die grundsätzlich eine Person ist, die sie in einer Version ihres guten Ichs bestätigt. Für Davies bedeutet dies »Patienten, die mich als wärmer, fürsorglicher und therapeutisch hilfreicher empfanden als Karen« (S. 713). Leider war Karen »nie einfach«. Als Reaktion auf Karens »Blick« mit seinem »Schimmer von Energie und Aufregung« (S. 712) dreht sich Davies' Magen um und die Muskeln versteifen sich. »Es schien, als wüsste mein Körper, dass etwas auf mich zukommt, und mein Körper sagte mir, dass es nicht gut ist« (ebd.). Davies beschreibt, wie Karen eine früher gelegene Stunde für eine künftige Sitzung fordert, wobei »die Hitze ihrer verleugneten Wut die Luft durchdringt« (S. 712). Diese wütende, gedemütigte, bedürftige Forderung funktioniert sowohl als Sondierung als auch als quasi-hypnotische Suggestion. Karen sondiert: »Ich muss die Realität finden, eine emotionale Wahrheit. Lassen Sie uns sehen, ob Sie so liebevoll und fürsorglich sind, wie Sie sich selbst einschätzen« (ebd.). Gleichzeitig verengt sich Davies' Fokus, da sie zunehmend nur noch das gute Ich ist. Sie sagt sich: »Ah, ja, da war es: die unmögliche Forderung, die Notwendigkeit des Augenblicks, die ich einfach nicht erfüllen konnte. Warum hat Karen mich nie um Dinge gebeten, die ich ihr geben konnte?« (ebd.).
>
> Dieser innere Dialog ist nicht nur eine Abwehr. Der Dialog spiegelt das »gute Ich« von Davies wider und erhält es aufrecht. Im Glanz dieses allgütigen, nährenden Selbstzustandes sind die Dinge einfach: Davies würde für alles sorgen, wenn Karen nur um etwas bitten würde, das im Bereich des Möglichen liegt. Davies erklärt: »Ich weiß, wie wichtig es für Sie ist,

und ich wünschte so sehr, ich hätte die Zeit. Aber Sie wissen, wie unmöglich mein Terminplan am Montagmorgen ist« (ebd.). Darauf antwortet Karen: »Sie sind so ein Miststück. Sie sind kalt, gefühllos und gnadenlos. Sie waren nie für mich da – nie. Ich meine, manchmal tun Sie so, aber das ist nur oberflächlich. Tief in Ihrem Innern ist es nur Eis. Das Mindeste, was Sie tun können, ist, es zuzugeben« (S. 715).

Davies ist »verblüfft« von der Intensität von Karens Hass, sie ist besonders fassungslos, weil sie sich für die Unschuld und die einfache Reinheit des guten Ichs besonders unverdient und unerwartet anfühlen muss. Gegenseitiges Verständnis ist darin ausgeschlossen. Vom guten Ich aus kann Davies nicht erkennen, wie hasserfüllt die spezifische Form ihrer Ablehnung sich für Karen anfühlt. Was für Davies' gutes Ich Takt ist, ist für Karen eine vertraute Form der Unehrlichkeit. Denn noch vor Karens vernichtender Antwort erkannte »eine kleine und unerwünschte Stimme« (ebd.) in Davies, dass Karen nichts Unmögliches verlangt hatte. Davies hatte ihren Terminplan schon für andere Patienten umgestellt. Diese Stimme, eine momentane Unterbrechung der Abwehr, offenbarte ihr eine zuvor verborgene Version ihres schlechten Ichs.

In diesem aufgeladenen zwischenmenschlichen Feld – Davies »brodelt« innerlich über Karens Wahrnehmung von ihr – gibt Davies *sich hin*. Damit akzeptiert sie ihr Nicht-Ich: »Ich hasse das Selbst, zu dem ich durch sie geworden bin. Ich *bin* das Miststück, dass sie beschreibt« (ebd.). Davies' Hingabe markiert das Ende der Sackgasse und verändert die aggressive Aufladung des Feldes dramatisch. Eine direkte, persönliche und intime Beziehung wird möglich. Davies vermittelt sowohl in der Form, als auch im Inhalt ein Eingehen auf den Geist der radikalen Mutualität. Sie sagt: »›Unsere Sitzung neigt sich dem Ende zu.‹ Dann sagt Karen: ›Sie hassen mich.‹ ›Mhmm‹, sage ich ihr. ›Manchmal hassen wir uns, glaube ich‹« (ebd.).

Die therapeutische Wirkung von Davies' außergewöhnlichem – wenn auch gleichzeitig einfachem und alltäglichem – Austausch am Ende der Sitzung kann nicht genug betont werden.

Am nächsten Tag ist Davies immer noch krank und macht sich auf eine weitere harte Zeit gefasst. Doch Karen überrascht sie und bringt ihr eine Thermoskanne Milchtee mit. Der

> Geist der radikalen Gleichberechtigung, der am Ende der vorherigen Sitzung aufgetaucht war, hält auch in dieser Sitzung an. Er wäre sicherlich zerbrochen, wenn Davies das Angebot abgelehnt oder explizit gedeutet hätte. Wie Davies Karen in der vorherigen Sitzung gezeigt hat, dass sie hassen kann, so zeigt Karen in dieser Sitzung, dass »auch sie lieben kann« (S. 727). In der »milchigen Güte« des Teegesprächs beschließt Davies, einen Gedanken vom Vortag aufzugreifen. Indem sie Karen sagt, dass »das Schlimmste am gestrigen Tag« war, dass sie sich selbst hasste, kann Karen dies zunächst kaum glauben. »›Wirklich? Sie haben sich wirklich mehr gehasst als mich? Ich meine, Sie hassen sich manchmal selbst?‹ Karen fährt fort: ›Das einzige Mal, dass ich mich gut fühle, ist, wenn ich die bösen Seiten in anderen Menschen finde … wie bei Ihnen. Dann fühle ich mich weniger allein‹« (S. 728).
>
> Dieser Austausch fasst die Erfahrung der radikalen Gleichheit wunderbar zusammen. Davies schreibt: »In diesem kurzen Moment sind wir zu Mitverschwörern geworden, zu Mitkonstrukteuren eines alternativen Selbst, das zu giftig ist, um es unabhängig zu besitzen, das wir aber jetzt als einen Moment der Gemeinsamkeit zwischen uns halten, aufrechterhalten und sogar zaghaft genießen« (ebd.). Die ganze Zeit über hatte Karen von den negativen Gefühlen ihrer Analytikerin gewusst, auch wenn sie nicht wusste, dass sie es wusste. Dies war ein gefährlicher Zustand und trug zur Eskalation des Enactments bei.

Wie Davies (2004) mit dieser gelungenen paradigmatischen Formulierung »Wessen schlechte Objekte sind wir eigentlich?« hervorhob, kann das Werden zum schlechten Objekt auch das Auftauchen der geheimsten und schambesetzten »schlechten Ichs« bedeuten, unserer eigenen und der des Patienten – jener bedürftigen, gierigen, neidischen, hasserfüllten, manipulativen, ansprüchlichen Aspekte des Selbst, die in Beziehung zu unseren schlechten Objekten aufgewachsen sind, in Beziehung zu den eigenen dissoziierten und evakuierten schlechten Selbstzuständen unserer Eltern. Die therapeutische Crux oder Paradoxie besteht darin, so Davies, die schlechte Objektbeziehung *einzuladen*, ohne selbst allzu sehr (in den Augen des Patienten wie in unseren eigenen) das schlechte Objekt zu *werden*. Man könnte dies ein zentrales (unlösbares) psychoanalytisches Paradoxon der Objektbeziehungstheorie nennen.

Übertragungs- und Gegenübertragungspositionen bei traumatisch bedingten Enactments

Jody Davies schrieb mit ihrer Kollegin Mary Frawley (1994) ein wichtiges Buch über Enactments, wie sie in der Arbeit mit schwer sexuell traumatisierten Patienten häufig, wenn nicht sogar *zwangsläufig* in der psychodynamischen Beziehung auftauchen. Sie gehen weit über die gängige psychoanalytische Trauma-Literatur ihrer Zeit hinaus, die im Allgemeinen nicht die Dissoziation an sich betont hat, sondern die dissoziativen Auswirkungen der Traumatisierung auf die Persönlichkeitsstruktur. Davies und Frawley weisen auf die *vertikale Spaltung der Dissoziation* im Gegensatz *zur horizontalen Spaltung der Verdrängung* hin. Dissoziation wird bei ihnen als eine Unterwerfung und Resignation bei unvermeidlicher, überwältigender, sogar psychisch den Tod bringender Gefahr definiert, eine psychisch-biologische Version des »Sich-tot-Stellens«. Diese Art »Quasi-Tod« bedeutet eine Auslöschung des Selbst, für das das Trauma erneut auftreten könnte. In seiner einfachsten Form verstanden, bedeutet Dissoziation somit, dass zwei oder mehr psychische Prozesse oder Inhalte nicht im Bewusstsein, im Gedächtnis oder in der Identität assoziiert und integriert sind.

Im Mittelpunkt des Trauma-Enactment-Modells von Frawley und Davies steht die Erkenntnis, dass das sexuell missbrauchte Kind seine Selbsterfahrung in zwei Teile aufspalten musste: einen äußeren Teil am Tag und einen inneren, nächtlichen Teil, über den »niemand spricht«. Der erwachsene Patient hat also zwei herausragende Teile: eine erwachsene, äußere Persona und eine oder mehrere innere, kindliche Personae. Der Therapeut übernimmt somit die Behandlung zweier Menschen: eines Erwachsenen, der darum kämpft, erfolgreich zu sein, eine Beziehung einzugehen, akzeptiert zu werden und schließlich zu vergessen, und eines Kindes, das im Verlauf der Behandlung danach strebt, sich zu erinnern und eine Stimme zu finden, mit der es seine Empörung über die Welt herausschreien kann.

Die Tatsache, dass Enactment für das Aufarbeiten notwendig ist, ergibt sich aus dem Trauma-Modell: Nur durch die Reaktivierung oder Re-Inszenierung solcher dissoziierter Systeme von Selbst- und Objektrepräsentationen kann der Therapeut, der mit dem erwachsenen Überlebenden von sexuellen Traumata arbeitet, dem Patienten helfen, diese sonst unzugänglichen Bilder zu integrieren, die seine zwischenmenschliche Erfahrung der Welt so sehr beeinflussen.

Die Autorinnen identifizieren vier Beziehungsmatrizen für Enactments, die somit acht Beziehungspositionen umfassen. Diese vier Matrizen mit ihren entsprechenden Positionen sind (1) der »unbeteiligte, nicht missbrauchende Elternteil und das vernachlässigte Kind«, (2) der »sadistische Missbraucher und das hilflose, ohnmächtig wütende Opfer«, (3) der »allmächtige Retter und das berechtigte Kind, das verlangt, gerettet zu werden«, und (4) der »Verführer und der Verführte«. Wenn der Patient zum Beispiel die Rolle des sadistischen Täters einnimmt, wird der Therapeut in seiner Gegenübertragung zum Beispiel die ohnmächtige Wut des Opfers erleben. Davies und Frawley (1994) stellen treffend fest, dass die affektive Intensität dieser Enactments unter die Haut gehen und sehr desorganisierend sein kann, jedoch die einzige Möglichkeit darstellt, den Patienten kennenzulernen, und letztlich die einzige Möglichkeit, ihm zu helfen. Was an den von Davies und Frawley beschriebenen Matrizen so wichtig ist, ist, dass sie die Übertragung-Gegenübertragung-Enactments mit ihren unzähligen möglichen Kombinationen und Permutationen vor Augen führen.

Bruce Reis (2020, S. 57) führte kürzlich den Begriff der »performativen und enaktiven Erinnerung« bei der Arbeit mit Traumata ein. Diese enaktive Erinnerung führt dazu, dass das Trauma des Patienten in der Übertragungs-Gegenübertragungs-Matrix durch verschiedene Handlungen wiederholt und inszeniert und dass der Therapeut in seiner enaktiven Zeugenschaft mit hineingezogen wird. Trauma und Dissoziation führen zu Lücken im verbalen, deklarativen Gedächtnis und werden stattdessen im episodischen Gedächtnissystem gespeichert, das nicht in Sprache übersetzt werden kann. Der Schauplatz, an dem dieses Durchleben stattfindet, ist das Enactment. In ähnlicher Weise schreibt Bohleber (2012), dass die traumatische Erinnerungen in der analytischen Behandlung oft nur durch Enactments in der Übertragungsbeziehung aktiviert werden kann. Die traumatische Erfahrung bildet dabei eine Art dissoziierten Fremdkörper im psychisch-assoziativen Netzwerk eines Individuums.

Es ist wichtig, darauf hinzuweisen, dass therapeutische Enactments in der Geschichte von Bindungstraumata üblich sind. Borgogno und Vigna-Taglianti (2008, S. 314) stellen fest, dass bei Patienten, deren psychisches Leiden seinen Ursprung in präverbalen Traumata hat, die Übertragung meist auf einer primitiveren Ausdrucksebene stattfindet, die nicht nur den Patienten, sondern auch den Therapeuten auf unbewusste Weise einbezieht. Diese archaischeren Formen der Übertragungs-Gegenübertragungsproblematik – die häufig verbale Inhalte beiseite lassen – nehmen im therapeutischen Setting durch gegenseitige Inszenierungen Gestalt an. Darüber hinaus geschehen diese Enactments ihrer Meinung nach sehr oft durch die »Dissoziation des kindlichen und leidenden Teils des Patienten im Therapeuten« – die Inszenierungen geschehen durch eine »Rollenumkehr«. Mit anderen Worten: Der Analytiker oder Therapeut muss gleichzeitig der leidende und unzulängliche Elternteil sein, den der Patient hatte, und ein Elternteil, der sich von dem unterscheidet, den das Schicksal ihm gegeben hat. Außerdem muss der Kliniker sowohl das Kind sein, das der Patient war, als auch das Kind, das in der Lage ist, zu fühlen, zu reagieren und sich Gehör zu verschaffen: genau das Kind, das der Patient in seiner Kindheit und Jugend nie war und nie gekannt hat.

Enactment als relationale Version des Wiederholungszwangs

Eines der wertvollsten Vermächtnisse Freuds (1914) in seinem Aufsatz »Erinnern, Wiederholen und Durcharbeiten« kann aus zeitgenössischer relationaler Perspektive somit umgeschrieben werden als *»Inszenieren, Wiederholen, Durcharbeiten und Erinnern«*. Aus relationaler Sichtweise liegt die Betonung auf Inszenieren (Enactment) und »Wiederholen« (Re-Enactment), was wiederum die Grundvoraussetzung für das »Durcharbeiten« liefert, woraus letztlich ein »Erinnern« im Sinne eines mentalisierenden und mit der eigenen Biografie in Verbindung bringenden Denkens als Ergebnis des Durcharbeitens folgt. Das »Durcharbeiten« Freuds, sein ausgesprochen vage gebliebenes Konzept, wäre somit *aus relationaler Sichtweise das interpersonale Durcharbeiten der sich im Enactment manifestierenden Beziehungsdynamik*. Wenn man der gängigen relationalen Theorie folgt, hat der Therapeut gar keine Möglichkeit, *nicht* zu agieren, und kann deshalb auch nicht vermeiden, sich auf irgendeine Weise an einem »Re-enactment«, einer Re-inzenierung, zu beteiligen. Phillips (2016, S. 376) drückte diesen Sachverhalt pointiert aus, indem er auf ironische Art fragt: »Agieren Psychoanalytiker die Psychoanalyse aus, und wenn nicht, was tun sie dann?«

Das Enactment wäre demnach die interpersonal wirksame Zwei-Personen-Version des in der klassischen Ein-Personen-Psychologie postulierten Wiederholungszwangs. Angesichts der Macht des Wiederholungszwangs, der von Freud zuerst im Sinne der Übertragung verstanden und therapeutisch eingesetzt wurde, können wir nun den Wiederholungszwang in seiner interaktiven, relationalen Dimension als Enactment nutzen.

Sapisochin (2024) stellte kürzlich in ähnlicher Weise die Hypothese auf, dass Freud (1914) eine klinische Intuition für eine neue Theorie der psychischen Entwicklung und eine neue Vision der psychoanalytischen Technik hatte, indem er seine Konzepte des Agierens und des Wiederholungszwangs einführte, dass diese jedoch als private, implizite Theorie verblieb und erst nach Jahrzehnten von der analytischen Bewegung aufgegriffen wurde. Eine erneute Lektüre dieses Textes legt nahe, dass Freud von einer Psyche ausging, die Register früher Erfahrungen enthält, die dem Patienten nie bewusst gewesen sind. Diese Erfahrungen können im Nachhinein erkannt, verarbeitet und transformiert werden, indem sie in der Handlung innerhalb des Rahmens wiederholt werden. Sapisochin (2024) schlägt demnach vor, dass Enactment der Königsweg für den Zugang zu den intrasubjektiven Registrierungen der frühen intersubjektiven Interaktion ist, die er zuvor als »psychische Gesten« (Sapisochin, 2019) bezeichnet hat.

Aufgearbeitete Enactments stellen somit eine Art *relationales Durcharbeiten des Wiederholungszwangs* dar: Wir machen Fehler und werden zum schlechten, alten Objekt (Davies, 2004). Aber wir sind andererseits all das, was die versagenden Eltern nicht waren, weil wir bereit sind, uns unsere Auswirkungen einzugestehen und das Unsagbare auszusprechen – wir sind bereit, uns zu ändern. Mit anderen Worten: Wir sind neue Objekte. Damit bieten wir ein starkes Gegenmittel für die Beziehungskonfigurationen, die traumatisiert sind. Was dissoziiert war, taucht im therapeutischen (Übergangs-)Raum wieder auf, wo es erfasst und verstoffwechselt werden kann. Dieser Prozess stärkt die Affektregulation und die Reflexions- und Mentalisierungsfunktion.

Enactments als »intersubjektive Unausweichlichkeiten«

In ähnlicher Weise wie Mitchell schlug Irwin Hoffman (1994) vor, die psychodynamische Therapie neu zu definieren als eine Reihe von Enactments, die Patient und Therapeut gemeinsam erleben und später erforschen. Dabei werden bei den relationalen Theoretikern insgesamt Enactments und intersubjektive Widerstände als klinische Manifestationen des »relationalen Unbewussten« (Aron, 1996; Zeddies, 2001; Gerson, 2004) betrachtet. Das relationale Unbewusste in einer solchen intersubjektiven Ausrichtung der Psychoanalyse stellt einen gemeinsam unbewusst konstruierten Prozess dar, nicht einfach ein Gefäß für verdrängtes Material, sondern der Bereich des »Unformulierten« (Stern, 2015) oder »Niegewussten« (Ermann, 2017, S. 111), des »impliziten Beziehungswissens« oder »prozeduralen Unbewussten« (Lyons-Ruth, 1999), des »Zwei-Personen-Unbewussten« (Mertens, 2013) ist.

In ähnlicher Weise beschrieb Grossmark (2012) den »Fluss des inszenierten Engagements« (S. 287) als Dreh- und Angelpunkt der psychoanalytischen Behandlung, den es zu erforschen gilt und der gewinnbringend ist. In seiner Vorstellung ist das Enactment immer *symmetrisch*, betrifft beide Teilnehmer und fängt damit das ein, was jenseits von Sprache und Symbolisierung liegt. In spannender Weise geht Grossmark (2018) davon aus, dass »Enactment als eine zeitgenössische Form der freien Assoziation betrachtet werden kann« (S. 40) und ähnlich als Schlüssel zur therapeutischen Wirkung der Psychoanalyse beiträgt, wie Freud (1913) dies in der freien Assoziation als Schlüssel zu einem erfolgreichen psychodynamischen Prozess postuliert hat. Das Enactment ist somit die Zwei-Personen-Psychologie-Version der klassischen freien Assoziation und ergänzt diese.

Das Enactment ist im Kern eine *Wiederholung*, die sich im Feld der Behandlung zwischen beiden abspielt, wie es einst Freud (1914) postulierte, dass die Krankheit des Patienten »nicht eine historische Angelegenheit, sondern als eine aktuelle Macht zu behandeln« (S. 131) sei. Dies impliziert auch die Gefangenschaft des Patienten in einer Atemporalität, in der es keine Vergangenheit gibt, in der Dinge abgelegt und betrauert werden können, so Grossmark (2024). Die Erfahrungen, die per Enactment inszeniert werden, sind eine frühere »Erfahrung«, die man »durchgemacht«, aber noch nicht »erlebt« hat. Vor der Transformation sind solche Erfahrungen Teil dessen, was Scarfone (2015) als »Unvergangenes« *(»unpast«)* bezeichnet, und er betont, dass sowohl aus der Sicht des Therapeuten, als auch aus der des Patienten die *Wiederholung* sei tatsächlich »das Hereinholen von etwas, das *noch nicht zur Vergangenheit gehört*, weil es *noch nicht von der Zeit gezeichnet war*« (S. 45, kursiv i. O.). Ogden (2014) bezeichnet dies als »ungelebte Erfahrung« in Anlehnung an Winnicotts (1971/1974) Idee des Zusammenbruchs, der zwar (in der Vergangenheit) stattgefunden hat, jedoch nie im Sinne einer emotionalen Anwesenheit »erlebt« wurde.

In gewissem Sinne könnte man postulieren, dass Enactments in der Behandlung kontinuierlich sind und im Grunde nur eine andere Art der Beschreibung des psychodynamischen Prozesses darstellen. Da Therapeut und Patient gleichberechtigt, aber asymmetrisch im analytisch-therapeutischen Raum leben, sind ihre jeweiligen Subjektivitäten immer beteiligt. Friedman und Natterson (1999) kommen demzufolge zu dem Schluss, dass von einem intersubjektiven Standpunkt heraus das Studium des Enactments zu einer Neubetrachtung der Natur des psychodynamischen Prozesses führt, und sie bezeichnen Enactments als »intersubjektive Unausweichlichkeiten«. Elementar scheint hier vom relationalen Standpunkt aus zu sein, dass der Therapeut diese Muster nicht eingeschlossen in einer »inneren Welt« des Patienten konzipiert. Um diese Muster aufrecht zu erhalten, braucht es die Assistenz anderer Menschen, was Wachtel (1993) »Komplizen« nennt. Er drückt dies geradezu lakonisch aus, indem er schreibt, dass die reine Ausdauerkraft von neurotischen Mustern alles andere als übernatürlich ist, wir aber dazu neigen, der Neurose – und dem Neurotiker – zu viel zuzuschreiben für diese ungeheure, wenn auch unglückliche Hartnäckigkeit. »Eine Neurose aufrechtzuerhalten ist harte, schmutzige Arbeit«, so Wachtel, »die erfolgreich nicht allein bewerkstelligt werden kann. Um die Neurose am Laufen zu halten, braucht man Hilfe. Jede Neurose braucht Komplizen« (ebd., S. 25).

Das Enactment-Dissoziations-Modell: Philip Bromberg

Aus der Perspektive der interpersonalen und relationalen Theorie heraus sind Enactments und Dissoziation als mächtige Aspekte der therapeutischen Beziehung gründlich erforscht worden und haben eine Fülle von Literatur hervorgebracht, die zu besprechen den Rahmen dieses Buchs sprengen würde. Repräsentativ für diese interpersonal-relationale Enactment-Dissoziations-Schule werde ich im Folgenden die Arbeiten der beiden New Yorker Analytiker Phillip Bromberg und Donnel B. Stern skizzieren, da sie über das Problem der wechselseitig dissoziierten Enactments in der Psychoanalyse am gründlichsten nachgedacht haben, dies aber auch weitere Autoren miteinschließt (Howell, 2005, 2020; Chefetz, 2015; Reis, 2020; Kuchuck, 2021; Young, 2022; Mucci, 2018, 2021; Craparo & Mucci, 2017).

Zeitgenössische relationale Analytiker, die sich auf primitive psychische Zustände konzentrieren, kommen deutlicher auf das »relationale Trauma« (Schore, 2001) und das zwangsläufig damit verbundene Auftreten von Dissoziationsprozessen und Enactments zu sprechen. Man könnte zusammenfassend von einer neuen Konzeption des Unbewussten sprechen, von einem »dissoziativem Unbewussten« (Howell & Itzkowitz, 2016, S. 39), dass sich nicht anders als in Enactments ausdrücken kann. Das dissoziative Unbewusste ist durch Lücken in unserer bewussten Erfahrung charakterisiert. Einen Leitgedanken der New Yorker Dissoziations-Enactment-Theoretiker könnte man nach dem Motto zusammenfassen: *»Was dissoziert ist, kann nur inszeniert werden.«*

Philip Bromberg (1998, 2006, 2011) spielt hier eine Schlüsselrolle, der sich eingehend mit der Rolle der Traumatisierung und der Dissoziation bei Janet, Ferenczi, Fairbairn und Sullivan beschäftigt und diese miteinander verbunden hat. Er bezeichnet seine psychoanalytische Identität als »interpersonal-relational« (Bromberg, 2014) und fühlt sich beiden verwandten analytischen Schulen verbunden. Der rote Faden, der sich durch Brombergs Arbeit zieht, ist die Zentralität dissoziativer Prozesse in der menschlichen Psyche, insbesondere als Reaktion auf ein Beziehungs- oder Bindungstrauma im Sinne eines Anerkennungstraumas.

Dissoziation versus Verdrängung

Grundsätzlich kann man feststellen, dass der Mechanismus der *Dissoziation* in der relationalen Psychoanalyse einen besonderen Stellenwert erhalten (Bromberg, 1998, 2006; Howell, 2005; Stern 1997, 2010; Wöller, 2020) und die Rolle eingenommen hat, die die *Verdrängung* in der klassischen Psychoanalyse gespielt hat. Stern (2010) schlägt prägnant vor, dass »Dissoziation der primäre unbewusste Abwehrprozess ist, der die Verdrängung ersetzt« (S. 13).

»Das Ergebnis eines Traumas ist eine Dissoziation«, schreibt daher kurz und bündig die relationale Dissoziationsforscherin Howell (2005, S. viii), und eine vereinfachte Definition des Traumas wäre demnach »ein Ereignis, das die Dissoziation verursacht« (ebd.). Mit dieser dissoziativen Aufteilung geht ein weiteres Merkmal der psychischen Traumatisierung einher: die Unfähigkeit, darüber zu *reflektieren* oder das Ereignis zu *symbolisieren*. *Verdrängung* definiert nach psychoanalytischem Verständnis einen Prozess, der das Ziel hat, einen unbewussten psychischen Inhalt, der zu einem *unangenehmen intrapsychischen Konflikt* führen könnte, vom Bewusstsein fernzuhalten. *Dissoziation* stellt hingegen einen grundlegend anderen Abwehrmechanismus dar, da hier *nicht psychische Inhalte per se* nicht anerkannt werden, sondern eine *Entfremdung von Aspekten des Selbst* entsteht, die unvereinbar mit der Erfahrung von »mir selbst« zu einem bestimmten Moment ist. Dissoziation funktioniert, so Bromberg (2006), weil ein Konflikt für die Psyche nicht einfach *unangenehm* (wie in der Verdrängung), sondern weil er *nicht aushaltbar* ist. So schreibt auch Wöller (2020, S. 51) über das Kontinuum von Vergessen, Verdrängung und Dissoziation: »Nicht-Wissen und Vergessen können gleichermaßen im Dienst des Überlebens stehen. Erfahrungen werden erinnert, wenn das Erinnern dem Überleben dient; sie werden vergessen, wenn das Vergessen dem Überleben dient.« In der Folge bleiben die unterschiedlichen Bewusstseins- oder Selbstzustände *unintegriert* nebeneinander bestehen und es werden folglich keine unangenehmen Inhalte ins Unbewusste »verschoben«, die dort aufgefunden werden können (Tiedemann, 2021). In einem sehr grundsätzlichen und paradoxen Sinne kann man die Dissoziation als einen *Zustand des gleichzeitigen Wissens und Nichtwissens* verstehen.

Zusammengefasst können wir festhalten, dass die menschliche Psyche häufig nicht nur von Verdrängung und intrapsychischen Konflikten geprägt wird, sondern ebenso und oft umfassender von Trauma und Dissoziation. Eine stark traumatisierte Patientin beschrieb sehr anschaulich aus ihrer eigenen Erfahrung den Unterschied zwischen Verdrängung und Dissoziation, indem sie sagte: »Bei dem Vergessen [Verdrängung] ist es eher so, als ob man einen Faden aus einem Teppich ziehen würde – es fehlt ein Stück, aber das umgebende, strukturierte Gewebe ist noch erhalten. Beim Abspalten [Dissoziation] ist es anders: Es ist eher so als ob es eine Aushöhlung gibt, das umliegende Gewebe ist nicht mehr vorhanden.«

Multiplizität von Selbstzuständen

Der Prozess der Dissoziation ist von zentraler Bedeutung für das Modell des multiplen Selbstzustands des Geistes. Bromberg (1998) betrachtet den menschlichen Geist als grundlegend dissoziativ. Demnach wird Dissoziation als einer der normalen psychischen Prozesse angesehen und nicht nur als Abwehrmechanismus. Um das Enactment als *Interpersonalisierung der Dissoziation* zu verstehen, ist es notwendig, kurz auf die Folge der Beziehungstraumatisierung einzugehen, wie sie sich in Unintegriertheit der Selbstaspekte manifestiert. Eine der charakteristischsten Ideen des zeitgenössischen relationalen Denkens ist im allgemeinsten Sinne die Fragmentierung des Selbst, der *Multiplizität von dissoziativ aufgespaltenen Selbstzuständen*, die der dissoziativen Aufspaltung folgt. Mitchell (1991) führte als erster die Idee des Selbst als multipel und diskontinuierlich ein. Er war sich von Anfang an darüber im Klaren, dass die Auffassung vom multiplen Selbst tief in der amerikanischen interpersonellen Psychoanalyse verwurzelt ist. Mitchell führte die Idee insbesondere auf Sullivan (1953) zurück, der mit seinem Konzept der »Ich-Du«-Muster das Selbst als mannigfaltig und multipel betonte. Sullivan glaubte, dass wir so viele Selbste haben, wie wir zwischenmenschliche Beziehungen haben.

Seit Mitchell die Idee der Multiplizität in die relationale Psychoanalyse eingeführt hat, ist sie zu einem zentralen Aspekt der Theorie geworden und wirkt sich direkt auf unser Verständnis von Enactments aus. Das Konzept eines »kohärenten Selbst« wird dahingehend in der relationalen Psychoanalyse zugunsten der Vorstellung von »unterschiedlichen Selbstvorstellungen in Beziehung zu verschiedenen Anderen« (Mitchell, 1991, S. 128) aufgegeben; diese »Multiplizität« geht mit einer großen Akzeptanz von zum Teil widersprüchlichen Selbstzuständen und Dissoziationen einher (Bromberg, 2009, 2011; Stern, 2004, 2009). Es wird angenommen, dass Dissoziation funktioniert, um ein Gefühl subjektiver Konsistenz zwischen verschiedenen Selbstzuständen zu vermitteln. Wie Benjamin (2010) andeutet, ist es tatsächlich unsere Theorie der Multiplizität, die es uns ermöglicht, die Unvermeidbarkeit von Enactments zu erkennen: »Wir akzeptieren sie [Enactments] als Gelegenheiten, uns mit Erfahrungen auseinanderzusetzen, die dissoziiert wurden und werden, wenn auch nicht notwendigerweise unbewusst, die aber nur durch Dramatisierung und Interaktion von Teilen unseres Selbst erkannt werden können« (S. 117).

Brombergs (2006, 2011) übergeordnetes Argument besagt, dass die Konzepte der Selbstzustände und der Dissoziation, die zum Enactment führen, das klarste Modell für das Verständnis der klinischen Beobachtung und die größte Hebelwirkung für die Förderung therapeutischer Veränderung bieten. Das zeitgenössische Interesse an der Beziehung zwischen Dissoziation und Enactment, die beide für sich genommen bedeutsam sind und jeweils eine eigene Literatur inspiriert haben, ist Teil des breiten Interesses der Psychoanalyse an *Prozesstheorien* der Behandlung. Dieses Verständnis für dissoziativ abgespaltene Selbstzustände ist zentral für das Enactment-Verständnis in der relationalen Psychoanalyse.

Die menschliche Persönlichkeit besitzt eine außergewöhnliche Fähigkeit, Stabilität und Veränderung gleichzeitig auszuhandeln und eine Balance zu finden. Das emotionale Äquivalent dieses Aushandelns der Balance empfinden wir als *die paradoxe Gewissheit, uns zu verändern, während wir dieselbe Person bleiben.* Die Erfahrung, »sich wie ein Selbst zu fühlen, während man viele ist« (Bromberg, 2006, S. 12), bzw. die Fähigkeit des Patienten, »Stabilität zu verhandeln und gleichzeitig sich zu verändern« (S. 209), ist ein Kennzeichen dieser Sichtweise. *In einem ganz grundlegenden Sinne können wir sagen, dass wir alle eine Illusion der Einheit als Ergebnis der Fähigkeit der Psyche erleben, Lücken zu füllen und Verbindungen zu knüpfen.* Mit anderen Worten: Das Selbst ist pluralistisch, bunt, polyphon und vielschichtig. »Gesundheit«, so schreibt Philip Bromberg prägnant, »ist die Fähigkeit, in den Räumen zwischen den Realitäten zu stehen, ohne eine von ihnen zu verlieren« (1998, S. 185).

Wir erleben ein gefühltes Maß an Selbstkontinuität und »Selbst-Ähnlichkeit« (in chaostheoretischer Sprache ausgedrückt), in der wir ein einigermaßen kohärentes Bild von uns entwerfen und uns diese Selbstnarration immer wieder bestätigen und von anderen bestätigt haben möchten. Die Erfahrung, ein einheitliches Selbst zu sein, so Mitchell wegweisend (1991, S. 127), ist eine »erworbene, entwicklungsbedingt adaptive Illusion«. Diese gefühlte Selbstkontinuität bricht jedoch in dem Moment auseinander, in dem wir mit Traumatisierungen im zwischenmenschlichen Kontext konfrontiert werden, die dazu führen, dass die Welt nie mehr die sein wird, die wir vor dem Trauma hatten. Da es die psychischen Abwehrkräfte überfordert, betäuben wir uns quasi selbst unbewusst durch die Fähigkeit, Erfahrungsbereiche abzuspalten und zu dissoziieren.

Mit anderen Worten: *Dissoziation hängt ganzheitlich mit dem sich entwickelnden Selbst zusammen, und die patho-*

logische Dissoziation stört die Entwicklung des Selbst. Dissoziation als Abwehr, selbst in einer relativ normalen Persönlichkeitsstruktur, schränkt das Selbst ein und führt zu einer Kompartimentalisierung (Aufspaltung) der Persönlichkeit. Der Dissoziationsforscher Putnam beschrieb aus diesem Grunde auch die Dissoziation als »die Flucht, wenn keine Flucht möglich ist« (1992, S. 104).

Wir erleben in der Folge mehr oder weniger unzusammenhängende »Inseln« unserer Selbstheit oder »Selbstzustände« *(»self-states«)*, wie diese in der relationalen Literatur bezeichnet werden. Bromberg (2006, S. 73) definiert Selbstzustände als hochgradig individualisierte Module des Seins, von denen jedes durch seine eigene Organisation von Kognitionen, Überzeugungen, dominanten Affekten und Stimmungen, Zugang zum Gedächtnis, Fähigkeiten, Verhaltensweisen, Werten und regulatorischer Physiologie konfiguriert ist. Der emotionale Vorteil dieser »Inseln der Selbstheit« liegt darin, dass unvereinbare, aber zutiefst benötigte Verbindungen zwischen dem Selbst und seinen Bezugspersonen einigermaßen *konfliktfrei* nebeneinander bestehen können.

Zusammenfassend können wir festhalten, dass Bromberg (1998, 2006) die Psyche oder das Selbst als eine sich verändernde Landschaft aus mehreren Selbstzuständen betrachtet; das Enactment der abgesonderten Selbstzustände in der Behandlungssituation ist die Art und Weise, in der sowohl der Therapeut als auch der Patient Zugang zu ihrem Inhalt erhalten. Nach Bromberg und anderen relationalen Autoren (Mitchell, 2005; Bass, 2003; Stern, 2010) muss der Analytiker seine eigenen, sich verändernden Selbstzustände konsultieren, um Hinweise darauf zu erhalten, was bei seinen Patienten vorgeht. Wenn ein Enactment beginnt, wird der Therapeut unweigerlich seinen Selbstzustand verändern, wenn der Patient seinen verändert – das Phänomen ist immer eine Zweibahnstraße.

Enactment als »gemeinsamer dissoziativer Kokon«

Die Theorie der Multiplizität von Selbstzuständen ermöglicht uns in sehr grundlegendem Sinne, die Unvermeidlichkeit von Enactments zu erkennen. Sich auf Bromberg beziehend, schreibt Kuchuck (2021), dass ein Enactment »unbewusste, oft dissoziierte Inhalte von Analytiker und Patient beinhaltet, die durch gegenseitige projektive Identifizierung und über andere Wege zu einem Kollision und/oder einer Pattsituation in der Behandlung führen« (S. 81). Traumatische Erinnerungen sind selten, quasi nie, semantisch kodiert in der Erinnerung, und dissoziierende Patienten sind quasi »in der Zeit eingefroren«.

Bromberg trug wesentlich zu unserer laufenden Diskussion über Enactment bei, indem er es als die gemeinsame Dissoziation von Patient und Therapeut betrachtet – *ein gemeinsames dissoziatives Ereignis*. In sehr grundlegender Weise betont er, dass »Dissoziation sowohl ein intrapsychischer als auch ein interpersoneller Prozess ist« (Bromberg, 2006, S. 16), in der die »Nicht-Ich«-Zustände von Patient und Therapeut interagieren. Das Enacment in der klinischen Situation ist folglich ein von beiden Seiten geschaffener dyadischer dissoziativer Prozess, in dem sich Therapeut und Patient wiederfinden und der durch einen gegenseitigen Verlust der Fähigkeit zur Intersubjektivität gekennzeichnet ist. Bromberg (2011) schreibt zusammenfassend: »Durch Enactment wird die dissoziierte affektive Erfahrung aus einem gemeinsamen ›Nicht-Ich‹-Kokon heraus kommuniziert, bis sie durch relationale Verhandlung kognitiv und sprachlich symbolisiert wird« (S. 21).

Dissoziation ist Bromberg zufolge nicht nur ein intrapsychischer (ursprünglich adaptiver) Abwehrmechanismus, sondern ist grundlegend »ansteckend« und involviert das Gegenüber. Im Hinblick auf die übergreifende Beziehungsdynamik des Enactment schreibt Bromberg (2006, S. 34), dass der Therapeut zumindest eine Zeit lang in einen eigenen dissoziativen Prozess eintaucht, der mit dem des Patienten verbunden ist, und dass er diesen ebenso objektiviert, wie der Patient ihn objektiviert. Aufgrund dieser »Objektivierung«, das heißt aufgrund der fehlenden gegenseitigen Anerkennung (Benjamin, 2004), wird der Therapeut das Ereignis als etwas konkretisieren, das im Patienten stattfindet. So gesehen bedeutet der Kampf zwischen Patient und Therapeut, den wir Enactment nennen, eine Externalisierung des Kampfes innerhalb der inneren Objektwelt des Patienten. Das Aufarbeiten dieses Kampfes geschieht nicht durch die *Erforschung des in-*

trapsychischen assoziativen Inhalts seitens des Therapeuten, sondern durch die *Erforschung des dissoziativen relationalen Kontextes*, in dem das Enactment stattfindet.

Die Erfahrung, die die Kognitionsforscherin und Analytikerin Wilma Bucci (2003, 2007) als »subsymbolisch« bezeichnet, wird durch das Enactment kommuniziert. Wie Bucci (2021, S. 162) kürzlich beschrieben hat, drücken wir Emotionsschemata auf zwei Arten aus und stellen sie dar: als Erzählungen bestimmter Episoden aus unserer Vergangenheit, die wir aus dem deklarativen Gedächtnis abrufen, oder als Enactments, als ein Durchspielen des Schemas in der Gegenwart, im Hier und Jetzt, als Ausdruck des episodischen, dissoziierten Gedächtnisses. In jedem Fall, ob durch Abruf aus dem deklarativen Gedächtnis oder als Inszenierung, beinhaltet die Aktivierung eines Emotionsschemas nicht nur Worte und Bilder, sondern auch ein gewisses Maß an Erregung der sensorischen und körperlichen Erfahrungen des affektiven Kerns. In diesem Konzept der Intersubjektivität ist die Interaktion zwischen dem Selbst und dem Anderen von entscheidender Bedeutung, ebenso wie die Rolle des Körpers. Die verkörperte Erfahrung steht demzufolge beim Enactment immer im Mittelpunkt der klinischen Erfahrung, sowohl für den Patienten als auch für den Behandler. Ich bin mit Aron und Anderson (1998) zutiefst der Meinung, dass wir den körperlichen Phänomenen wesentlich mehr Aufmerksamkeit schenken müssen, sowohl bei uns selbst als auch bei unseren Patienten, und das dies in der psychodynamischen Ausbildung stets zu kurz kommt.

Relationales Unbewusstes, Enactment und mutuelle projektive Identifizierung

Wir brauchen psychodynamische Modelle, die eine Brücke zwischen dem Interpersonellen und dem Intrapsychischen schlagen, in denen jedes aus dem Blickwinkel des anderen untersucht werden kann. Das Konzept der Enactments tut genau dies. Ein Grund dafür, dass die projektive Identifizierung oft so schwer zu verstehen ist, liegt darin, dass sie mit der Annahme eines einheitlichen Selbst verbunden wird. In jüngerer Zeit wird zunehmend ein gemeinsamer Prozess betont, der in beide Richtungen wirkt, nämlich die mutuelle projektive Identifizierung (Bromberg, 1998; Stern, 1997, 2004; Maroda, 1998; Schore, 2007, 2012).

Warum, so könnte man zurecht fragen, ist es Bromberg und anderen Relationalen zufolge so wichtig, dass auch der Therapeut vorübergehend traumatisiert und dissoziiert wird bei bindungstraumatisierten Patienten? Die Antwort auf diese Frage liegt in der Überzeugung der interpersonal-relationalen Autoren, dass Patienten den Behandler zutiefst auf einer Unbewusst-zu-Unbewusst-Ebene (Freud, 1912) »kennen« und durch einen Prozess von Versuch und Irrtum nach einem ungelösten Aspekt der Subjektivität des Analytikers suchen, an der sie sich »einhaken« können: »Ein relationales Unbewusstes gehört zu beiden Personen, aber zu keiner allein«, so Bromberg (2011, S. 71).

Ginot (2015, S. 56) schließt sich dieser Perspektive an und bezeichnet dies als das »inszenierte Unbewusste«. Diese inszenierten Tendenzen des Unbewussten führen nicht nur zu automatischen Wiederholungen; wenn sie stark und starr genug sind, stellen solche Systeme oft dieselben Erfahrungen wieder her, indem sie sie in eine Situation hineinprojizieren oder unbewusst eine Umgebung suchen, die sie spiegelt oder auslöst, ein Re-Enactment. Das alte Klischee der sich selbst erfüllenden Prophezeiungen, so Ginot (2015, S. 62), ist nicht weit hergeholt, und das aus gutem Grund.

Dissoziation schafft Verwirrung darüber, wer was fühlt und wer wem was antut, und diese Verwirrung schafft ein fruchtbares Feld für das »Spiel« der projektiven Identifizierung und der Enactments. Die projektive Identifizierung basiert auf Dissoziation und kann als die relationale Sprache der dissoziierten Selbstzustände verstanden werden. Da die projektive Identifizierung sowohl ein *intrapsychischer* (zwischen unterschiedlichen Selbstzuständen) als auch ein *interpersonaler* Prozess ist, kann der dissoziierte Affekt sowohl in anderen Teilen des Selbst als auch in anderen Personen zu finden sein, oft gleichzeitig. Mit anderen Worten: Sobald ein dissoziierter Selbstzustand (auf welche Weise auch immer) ausgedrückt wird, tritt er in das interpersonale Feld als eine Art des Zusammenseins mit einem anderen ein. Hier trifft diese Art, mit einem anderen zu sein, auf eine andere Person, die ebenfalls eine Art hat, mit einem anderen zu sein. In dieser Denkweise sind projektive Identifizierung und Enactment zwei Seiten derselben Medaille, nach Bromberg (2006) ist die projektive Identifizierung ein Vorläuferzustand und »ein Kernelement im Prozess des Enactments« (S. 185). Tatsächlich offenbaren die Patienten dem Therapeuten ihre unbewussten Phantasien nicht. Sie *sind* ihre unbewussten Phantasien und leben sie mit dem Therapeuten durch den Akt der Psychoanalyse und Psychotherapie aus, der sowohl die Subjektivität des Therapeuten, als auch die des Patienten einschließt.

Erlebnisnah fasst Bromberg (1998) die Erfahrung während der projektiv-identifikatorischen Phase eines Enactments zusammen, wie sie sich subjektiv anfühlt: »Der Analytiker muss die Nase voll haben; es ist wichtig, dass er die Nase voll hat; er sollte die Nase voll haben. Aber er sollte sich nicht so weit von seinem eigenen ›Genervtsein‹ entfernen, dass er die Vergeltungskomponente seines Verhaltens nicht mehr wahrnehmen kann« (S. 249). Hier warnt uns Bromberg vor den destruktiv ausagierten Aspekten des Enactments.

Kollision zwischen dem Beruflichen und dem Persönlichen

Die Bereitschaft des Behandlers, an einem Enactment teilzunehmen, beginnt nicht als »Bereitschaft« in der üblichen Bedeutung des Begriffs. Es ist weder etwas, was der Therapeut freiwillig tut, noch ist es etwas, worüber er überhaupt viel Kontrolle hat. »Die Kollision zwischen dem Beruflichen und dem Persönlichen ist oft das Rohmaterial für Enactment«, schreibt Bromberg (1998, S. 14) knapp und pointiert. Der Patient kann eine solche Dissoziation nicht provozieren, wenn der Therapeut dafür nicht anfällig ist. Die Dissoziation des Therapeuten ist daher ebenso ein Produkt seines eigenen Lebens wie das des Patienten; und so erfordert die Schaffung von Konflikten und das Aushandeln eines Enactments vom Therapeuten ebenso wie vom Patienten ein Wachstum. »Der relationale Prozess«, schreibt Bromberg (2006), »durch den diese Anerkennung stattfindet, ist das, worum es beim Aushandeln von Kollisionen geht« (S. 24). Mit Slavin und Kriegman (1998) könnte man auch sagen: In vielen Fällen *muss sich zunächst der Psychotherapeut verändern*, bevor der Patient daran glaubt, dass er selbst sich auch verändern kann. Wenn die Intersubjektivität respektiert wird, dann ist die relationale Psychoanalyse oder Psychotherapie unvermeidbar ein Prozess des Durchlebens und Durcharbeitens von zum Teil vulkanischen Enactments, der für beide Teilnehmer eine Bedeutung hat und vom Therapeuten erfordert, sich in seiner Selbstoffenbarung mitzuteilen, seiner »emotionalen Aufrichtigkeit« (Levenkron, 2006).

Die Grenze zwischen »persönlich« und »professionell« wird während des Enactments auf dramatische Weise durchlässig, und sie *muss* es werden, damit das tiefste und nachhaltigste Selbstwachstum stattfinden kann. Der dissoziative Patient muss wissen, dass wir als Behandler irgendwie »erlebt« haben, was er durchgemacht hat, nicht nur kognitiv, sondern vor allem viszeral und relational. Mit besonderer Leidenschaft argumentiert Bromberg, dass »die Gefühle des Analytikers gegenüber seinem Patienten nicht sein persönliches Eigentum sind« (2011, S. 137) – er nennt es das »Brombergsche Gemeingutprinzip« (ebd.). Es ist gerade die Subjektivität des Psychotherapeuten, die eine der besten Informationsquellen darstellt, die wir über die dissoziierte Erfahrung des Patienten haben. Bromberg lässt dabei auch die schrecklichen Kosten einer dissoziativen, durch ein relationales Trauma verursachten Struktur der Psyche außer Acht: den Verlust der Fähigkeit zum intrapsychischen Konflikt, zur Ambivalenzfähigkeit, zur Intersubjektivität und zur Mentalisierung.

Dieser Zusammenbruch der Intersubjektivität während eines intensiven emotionalen Enactments fordert vom Behandler einen schrecklichen Tribut, wie Bromberg wiederholt betont. Er nennt es »ein unbequemes, schweißtreibendes Durcheinander, das die Fähigkeit des Analytikers, es zu ertragen, bis an die Grenze ausreizt« (2011, S. 87), und erkennt die Angst und Sorge des Therapeuten, in den Abgrund gezogen zu werden. Enactment drückt das tiefere (unbewusste) Gefühlsleben beider Menschen aus. In der folgenden kurzen Fallvignette von Sands (2007) bezieht sich diese explizit auf Bromberg in der Vorstellung der dissoziierten Vulnerabilität von Patientin und Therapeutin als Schnittstelle, an der Enactments auftauchen.

> »Ich hatte eine ziemlich dramatische dissoziative analytische Erfahrung, bei der die dissoziierten Erinnerungen einer Lang-

zeitpatientin an sexuellen Missbrauch mit einer persönlichen Verletzlichkeit von mir selbst interagierten. Während einer Sitzung mit »Linda« fiel ich inmitten eines langen Schweigens in einen schläfrigen Zustand, in dem ich begann, mich an Teile von Träumen zu erinnern – eigentlich eher zu träumen –, die ich bis dahin vergessen hatte. Während die Traumfragmente über mich hinwegspülten, begann Linda von ihrem eigenen beängstigenden Traum zu erzählen, in dem sie Blut auf dem Boden einer öffentlichen Toilette fand und dann nach jemandem suchte, der ihr erklären konnte, was geschehen war. Während sie den Traum erzählte, ertappte ich mich dabei, dass ich so weit dissoziierte, dass ich mich nicht mehr daran erinnern konnte, was die Patientin zu dem Zeitpunkt sagte, als sie es sagte (obwohl das prozedurale Gedächtnis es mir erlaubte, es aufzuschreiben). Bei späterem Nachdenken wurde mir klar, dass ihre Traumbilder offenbar mit einer besonderen Schwachstelle von mir interagiert hatten – einer langjährigen Blutphobie, von der ich inzwischen weiß, dass sie mit einem frühen Verlust zusammenhängt – und in mir einen traumatischen, dissoziativen Zustand mitverursachten. Nicht zufällig ging es in dem Traum der Patientin darum, jemanden zu finden, der ihre Erfahrung des überwältigenden Traumas und der Dissoziation verstehen konnte, und das war etwas, was ich in meinem geschwächten Zustand eindeutig besser tun konnte« (S. 744).

Enactments und Hier-und-Jetzt-Scham

Traumatisierte Patienten erleben beim Herannahen intensiver Gefühle eine fundamentale Scham, quasi eine »Schamüberflutung« (analog zur »Angstüberflutung«), da sie befürchten, von ihren eigenen Affekten überrannt und damit erneut hilf- und wehrlos zu werden. Aus Gründen, die oft mit intensiver Scham zu tun haben, hält der Therapeut unbewusst eine affektive Distanz zu dem Teil des Patienten aufrecht, der danach schreit, (an-)erkannt zu werden. Das Problem, das dem Enactment zugrunde liegt, besteht darin, dass der Therapeut, der in der psychodynamischen Beziehung die Quelle der Schamgefühle des Patienten ist, nicht ausreichend auf die Schamgefühle des Patienten geachtet hat (Bromberg, 2011; Young, 2022; Tiedemann, 2013, 2021).

Der Grund, warum in der Therapie folglich immer und immer wieder scheinbar unauflösliche Enactments erfahren werden, ist der, dass der Behandler jedes Mal nicht ausreichend das Anfluten der Scham bemerkt. Wenn Scham durch den therapeutischen Prozess selbst ausgelöst, aber nicht anerkannt wird, führt das entweder zu therapeutischen Sackgassen oder zu Pseudofortschritten. Der Therapeut verwickelt sich dissoziativ im unbewussten Bemühen, seine eigene Scham abzuwehren. Es ist die Bedrohung der Scham, eine Bedrohung, die der durch Angst ähnlich ist, die das »Frühwarnsystem«, den »Rauchmelder« (Bromberg, 2006, S. 85) aktiviert, um eine emotionale Überschwemmung zu verhindern, wie sie ehemals im Trauma stattgefunden hat – eine erschreckende, unvorhersehbare Bloßstellung eines Selbst sich selbst und dem Anderen gegenüber. Dies fasst Bromberg (2011, S. 13) in seinem Trauma-Dissoziations-Modell in der Metapher zusammen: »den Schatten des Tsunamis verkleinern« *(»shrinking the shadow of the tsunami«)*. Mit der Metapher des »Tsunamis« ist die bedrohliche Angst vor Affektüberflutung gemeint, die ein Trauma auszeichnet. Nach dieser Definition kann überwältigende Scham traumatisch sein – und daher dissoziativ. Die schwierige Aufgabe des Therapeuten liegt nun darin, nach Zeichen für dissoziierte Scham in sich selbst und in seinem Patienten zu forschen, die durch den therapeutischen Prozess selbst ausgelöst wird. Diese »Hier-und-Jetzt-Scham« zu ergründen, ist immer ein schwieriger und schmerzvoller Prozess, und es ist essenziell, dass sich der Therapeut nicht versucht zu restabilisieren, indem er defensiv Konzepte wie die eines »hartnäckigen Übertragungswiderstands« hinzuzieht. Scham stellt die größte therapeutische Herausforderung dar und ist einer der schwierigsten Aspekte, um dissoziierte Selbstzustände zu erforschen. Der Therapeut ist häufig unfähig, das hohe Niveau der Scham des Patienten zu bemerken, weil diese (aufgrund der ansteckenden Natur der Scham) ebenfalls bei ihm dissoziiert ist. Bromberg betont, wie wichtig es ist, sowohl die dissoziierte Scham des Patienten als auch die des Therapeuten zu erkennen, und unterstreicht, dass »der Zugang zur Scham dem Zugang zu den Bedürfnissen vorausgehen muss« (2006, S. 24), eine therapeutische Herangehensweise, der ich nur zustimmen kann (Tiedemann, 2010, 2013).

Enactment als unformulierte, dissoziierte Erfahrung: Donnel B. Stern

Der New Yorker Analytiker Donnel B. Stern gehört zusammen mit dem oben dargestellten Philip Bromberg zu den meistgelesenen Autoren der interpersonal-relationalen Schule. Im Mittelpunkt von Sterns (2010) Argumentation steht die Überzeugung, dass »Bezogenheit der Knotenpunkt ist, aus dem Erfahrung hervorgeht« (S. 4). Seit seiner ersten Veröffentlichung (1983) bis zum kürzlich erschienen Werk (2025) hat Stern die Rolle des Enactments und der von ihm so benannten »unformulierten Erfahrung« ins Zentrum seines theoretischen und klinischen Interesses gestellt. *Unformulierte Erfahrung*, *Dissoziation* und *Enactment* sind seine Begriffe, die an die Stelle der klassischen analytischen Terminologie von *Unbewusstem*, *Verdrängung* und *Widerstand* treten.

Seine Grundhypothese besagt, dass das dissoziativ abgespaltene relationale Trauma nur durch das mutuell erlebte Enactment in der therapeutischen Situation erkannt, bearbeitet und aufgelöst werden kann. Stern stellt eine zeitgenössische analytische Feldtheorie ins Zentrum seiner Überlegung: Sowohl der relationale Analytiker oder Therapeut als auch der Patient spielen unweigerlich eine Rolle beim Aufbau, der Aufrechterhaltung und dem Zustandekommen dieses interpersonalen Feldes. Stern (2004, S. 569) beschreibt das Feld als »die kleinste Einheit des menschlichen Lebens«.

Der relationale Analytiker oder Therapeut geht davon aus, dass sich der Verlauf und der Erfolg der Behandlung in Episoden emotionaler Verbundenheit oder deren Fehlen in Form eines Enactments, verstanden als eine Starrheit im Feld, widerspiegeln. In dem Maße, in dem diese Spontaneität des Feldes vermindert wird, können wir sicher sein, dass ein Teil des Feldes *eingefroren*, *eingeengt* oder anderweitig *verfestigt* ist. Dissoziation friert im besonderen Maße das interpersonale oder intersubjektive Feld ein.

Der Grundgedanke der klinischen Praxis in der relationalen Dissoziationstheorie kann folgendermaßen ausgedrückt werden: Der einzige Weg zur Repräsentation der dissoziierten (unformulierten) Erfahrung ist ihre mutuelle Inszenierung im therapeutischen Feld, da dieser Teil der Subjektivität nirgendwo in der Psyche symbolisiert wurde. Ein Beziehungstrauma wird häufig ohne Erinnerung oder losgelöst von der emotionalen Bedeutung inszeniert.

In Bezug auf das Enactment hat Stern (2010, S. 86) fünf Punkte zusammengefasst, die dieses charakterisieren:

1. Inszenierte Erfahrung, und damit auch dissoziierte Zustände, können nicht symbolisiert werden und existieren daher in keiner anderen expliziten Form als der des Enactments selbst. Inszenierte Erfahrung ist unformulierte Erfahrung.
2. Dissoziierte Zustände, da sie nicht symbolisiert sind, können und dürfen nicht in einer konflikthaften Beziehung zu anderen psychischen Zuständen stehen, die sicher genug sind, um von uns als »Ich« identifiziert und bewusst wahrgenommen zu werden.
3. Enactment ist die Interpersonalisierung der Dissoziation: Der Konflikt, der nicht innerhalb einer Psyche erlebt werden kann, wird *zwischen* zwei Psychen erlebt. Jeder Teilnehmer hat daher nur eine partielle Vorstellung von dem, was geschieht.
4. Enactment ist also nicht der Ausdruck eines inneren Konflikts. Enactment ist die *Abwesenheit* eines inneren Konflikts – auch wenn der äußere Konflikt, der Konflikt zwischen den beiden Personen während des Enactments, intensiv sein kann.
5. Das Enactment endet mit dem Erreichen eines inneren Konflikts, der auftritt, wenn die beiden dissoziierten Zustände, von denen einer zu jedem Teilnehmer des Enactments gehört, im Bewusstsein des einen oder des anderen der beiden psychoanalytischen Teilnehmer formuliert werden können.

Diese sehr verdichtete Zusammenfassung der Grundannahmen Sterns bezüglich der Rolle des Enactments, der Dissoziation, des

Konflikts und in der Folge der therapeutischen Wirkung werden wir im Folgenden Stück für Stück erforschen.

Inszenierte Erfahrung ist unformulierte Erfahrung

Stern (1983) begreift das, was sich in einem Enactment manifestiert, als »unformulierte Erfahrung« – ein Begriff, den er schon früh einführte und der sich seither in der IRP durchgesetzt hat, um das zu beschreiben, was derzeit in der Neo-Freudianischen Psychoanalyse als »unrepräsentierte Zustände« (Levine, 2014; Levine et al., 2013) diskutiert wird. Diese unreflektierbare Erfahrung ist vage organisiert, primitiv, global und affektiv, kann jedoch nicht unter der Rubrik *verdrängte* Erfahrung gefasst werden. Als Pendant der »Wiederkehr des Verdrängten« bei Freud (1913) könnten wir somit bei traumatischen Erfahrungen von der »Wiederkehr des Dissoziierten« sprechen, dass sich per Enactment aktualisiert und manifestiert.

In der Theorie der unformulierten Erfahrung wird die Verdrängung durch Dissoziation ersetzt. Psychische Inhalte, die auf Traumatisierungen basieren, werden demnach nicht *verdrängt* und existieren in formulierter Form im Unbewussten, bis sie vom Therapeuten gedeutet werden können, sondern sie bestehen aus *dissoziierten, affektbeladenen, unformulierten Beziehungskonfigurationen*, die nicht gedacht werden können und daher inszeniert werden müssen, um Ausdruck zu bekommen. Der Grad, in dem eine bestimmte Bedeutung *dissoziiert* oder *formuliert* wird, ist eine Funktion der Beschaffenheit des interpersonellen Feldes. Stern identifiziert, ähnlich wie Bromberg, Dissoziation als eine Abwehr nicht gegen ein Gefühl, einen Gedanken oder eine Erinnerung, sondern gegen einen *Identitäts-* oder *Selbstzustand*. Dissoziation ist nicht der Vorgang, das zu verdrängen, was zu unangenehm wäre, wenn es uns bewusst werden würde, die Verleugnung des psychischen Konflikts. Vielmehr ist sie »die Subjektivität, die wir nie erschaffen, die Erfahrung, die wir nie machen« (Stern, 2010, S. 95). Dissoziation ist mit anderen Worten gleichzeitig ein Feldprozess, eines der Mittel, mit denen das Feld gestaltet wird, und eines der Ergebnisse der Operationen dieser Prozesse. In ihrer Definition als Feldprozess unterscheidet sie sich von der Verdrängung, die einen genuin *intrapsychischen* Prozess darstellt.

In dieser Sichtweise wird unbewusstes Material nur durch die ko-konstruktive und expressive Aktivität, die sich im Enactment manifestiert, von Patient und Therapeut erkannt. Unformulierte Erfahrung ist daher auch *potenzielle* Erfahrung, die Möglichkeiten dessen, was aus der Erfahrung werden *könnte*. Die Struktur in unformulierter Erfahrung ist wie eine Figur, die aus einem dichten Nebel auftaucht. Es gibt dort Konturen, aber es ist unscharf. Unformulierte Erfahrung ist der Teil unseres psychischen Lebens, den wir nicht in verbal-reflexiven Begriffen interpretiert, artikuliert, symbolisiert oder mentalisiert haben. Nicht alle unformulierten Erfahrungen sind dissoziiert, aber alle dissoziierten Erfahrungen sind unformuliert. Auch nonverbale Bedeutung kann, genau wie verbal-reflexive Bedeutung, formuliert und dissoziiert werden, so Stern (2019) in einer jüngeren Arbeit.

Dissoziierte, inszenierte Erfahrung des »Nicht-Ichs«

Der interpersonale Analytiker Sullivan (1953, S. 188) konzeptualisierte die Organisation des Selbst im Hinblick auf die Anforderungen der Angst als drei Organisationen von Selbsterfahrungen: »das gute Ich«, »das schlechte Ich« und »das Nicht-Ich«. Das *gute Ich* ist die Personifikation, die Verinnerlichung all jener Erfahrungen, die mit Befriedigung und Zärtlichkeit seitens der primären Bezugsperson assoziiert werden. Das gute Ich ist der Teil, der geliebt, geschätzt, akzeptiert und gelobt wurde. Das *schlechte Ich* ist hingegen die Personifizierung des Selbst, das mit dem zunehmenden Grad an Angst verbunden ist. Bestimmte Verhaltensweisen des Säuglings und späteren Kindes werden von der Mutter oder primären Bezugsperson mit Anspannung und verbietenden, ablehnenden Gesten beantwortet (Schore, 1994). Diese Gesten sind für das Kind angstauslösend und gehören zu seinem schlechten Ich. Das schlechte Ich ist der Teil, den man mit der Kritik, Bestrafung und Ablehnung der Bezugspersonen in der Kindheit verbindet, und es wird in der Folge zu dem, was wir an uns selbst nicht besonders mögen. Dissoziationen zwischen dem schlechten und dem guten Ich sind häufig, sie werden im

Allgemeinen in eine Behandlung des anderen übersetzt, die vermittelt: »*Ich* bin nicht schlecht oder böse, *Du* bist böse!« (projektive Identifizierung).

Es ist jedoch wichtig zu beachten, dass sowohl das gute Ich als auch das schlechte Ich bewusst sind und auf einigermaßen integrierten Erfahrungen beruhen. Im Gegensatz dazu ist das *Nicht-Ich* außerhalb des Bewusstseins und dissoziiert, und alles, was an die Erfahrung des Nicht-Ichs erinnert, kann enorme unbewusste Ängste hervorrufen, vor allem in Form von Scham-Ängsten, Grauen, Schrecken oder Selbstekel bzw. Selbsthass (hier können Parallelen zu Bions *Beta*-Elementen gezogen werden). In Sullivans Worten ist es vor allem die Trennung zwischen dem »Ich« und dem »Nicht-Ich«, die die *dissoziative Organisation der Psyche* ausmacht. In Sullivans Idee kommt die Vorstellung vieler Persönlichkeiten mit einem einzigen Selbst Brombergs Definition von »Gesundheit« als »die Fähigkeit, sich wie ein Selbst zu fühlen, während man viele ist« (1998, S. 186), nahe.

In Anlehnung an diese von Sullivan vorgezeichnete Struktur bezeichnet Stern (2010) diesen gefürchteten Zustand des Seins als Nicht-Ich: »Man *will* und *kann nicht* diese Person sein, denn als man es war, war das Leben nicht erträglich; und doch *ist* man diese Person, wenn das Nicht-Ich ins Bewusstsein tritt« (S. 120). Für Stern erfordert diese Art der Dissoziation kein offenkundig missbräuchliches Trauma, sondern eher das *Trauma der Nicht-Anerkennung* dessen, was man ist, was nicht von den Bezugspersonen gespiegelt werden konnte, demnach eine traumatisierende Scham darüber, wer man *auch* ist. Wenn das Nicht-Ich ins Bewusstsein tritt – wenn man die Person ist, die man nicht sein darf –, hat das verheerende Auswirkungen, meist dissoziative Scham, oft von katastrophalem Ausmaß (Tiedemann, 2021; Young, 2022). Das Nicht-Ich ist, mit anderen Worten, der Teil der Subjektivität, der als Folge eines »Entwicklungstraumas« oder »relationalen Traumas«, wie Schore (2001) dies nennt, *unerträglich* geworden ist und somit dissoziiert wird, nicht einfach *unangenehm* ist und *verdrängt* werden muss. Das Nicht-Ich ist nicht Teil des Selbst; es ist dissoziiert und existiert nur in einem defensiv gehaltenen, unformulierten Zustand. Das Nicht-Ich ist demnach eine unsymbolisierte Erfahrung, die aus dem Selbst mittels Dissoziation verbannt ist. Stern weist darauf hin, dass ein dissoziiertes Nicht-Ich für andere Selbstzustände nicht zugänglich ist. Für ihn führen in der Folge dissoziierte Zustände zu Enactments, und Enactments sind Ausdruck dissoziierter Zustände, in denen das Nicht-Ich sich mit dem Therapeuten in Szene setzt. Stern (2010) argumentiert, dass das unbewusste Ziel des Enactments darin besteht, das Nicht-Ich des Patienten weiter vom Selbstgefühl zu isolieren.

Je nach Stärke der aversiven potentiellen Bedeutungen des Nicht-Ich kann die Dissoziation entweder »schwach« oder »stark« sein, was zu klinischen Situationen der krisenhaften Zuspitzung und des Enactments führt, die Stern entweder als »bearbeitbar« oder als »festgefahren« bezeichnet. Schwache Dissoziation oder »narrative Rigidität« (Stern, 2010, S. 57) schließt bestimmte Beziehungsmöglichkeiten und Perspektiven nicht ausdrücklich aus; sie kann durch eine Verschiebung der Aufmerksamkeit auf das stattfindende Enactment meist relativ schnell erkannt und vom Therapeuten aufgelöst werden. Im Gegensatz zu schwachen Dissoziationen wird an *starken Dissoziationen* hartnäckig festgehalten, und sie sind klinisch weitaus problematischer, da die Selbstzustände und Selbstwahrnehmungen, die entstehen würden, wenn ihre Bedeutungen die Ebene der Formulierung und des bewussten Bewusstseins erreichen würden, nicht akzeptiert werden können, höchst bedrohlich sind und inszeniert werden müssen.

Enactment als Interpersonalisierung der Dissoziation

Stern (2010, 2015) zieht es vor, die Definition des Wortes Enactment nicht zu verwässern und auf jene Interaktionen zu beschränken, die die »Interpersonalisierung der Dissoziation« darstellen. *Enactments stellen auch das einzige Mittel dar, durch das dieser »Nicht-Ich«-Teil der Subjektivität zugänglich ist.* Deswegen wird das Enactment auch als eine Starrheit im Feld erlebt, eine Sackgasse oder ein »Stillstand« im Sinne einer Einseitigkeit, die jeder der beiden Beteiligten empfindet, die keine Alternativen zulässt. Beim mutuellen Enactment externalisieren sowohl der Therapeut als auch der Patient dissoziiertes Material; beide sind auf eine unbewusst motivierte Weise gefangen. Dies ist Herzstück dessen, was die relationale Praxis im Sinne Sterns auszeichnet.

Wenn intrapsychischer Konflikt aufgrund von Dissoziation nicht ausgehalten werden kann, muss er sich interpersonell in einem Enactment aktualisieren und polarisieren, in dem jeder der Beteiligten einen Teil des Konflikts inszeniert. Im Fall von dissoziierten Selbstzuständen ist der intrapsychische Konflikt nicht *gegeben*, sondern ein *Ziel des psychodynamischen Prozesses*. Zuvor muss er sich interpersonell im Enactment aufspalten, indem jeder eine Seite des Konflikts (zwischen Ich und Nicht-Ich) übernimmt. Dissoziation, so betont Stern (2010), stellt eine Einschränkung der Freiheit des Denkens (der Mentalisierung), ein Versagen der Vorstellungskraft dar, und somit ist das Enactment ein Zeichen dafür, dass die Vorstellungskraft beider versagt hat.

In Übereinstimmung mit Bromberg (2006) betrachtet Stern (2004) das Enactment als Ausdruck einer wechselseitigen pathologischen Dissoziation aufseiten des Patienten und des Analytikers – einer Dissoziation, die Erfahrungen beinhaltet, die in dem Maße, wie sie unsymbolisiert sind, auch nicht in Worte übersetzbar sind. »Dissoziative Erfahrung«, so bringt es Stern (2010, S. 84) auf den Punkt, »verschwindet nicht still in irgendeinem Winkel unserer Psyche – sie wird inszeniert«. Genauer gesagt »spielt« der Patient unformulierte Erfahrungen, die er nicht direkt erleben kann, »nach«.

Enactment als Abwesenheit der inneren Konfliktfähigkeit

Stern (2004) lenkt unsere Aufmerksamkeit auf die Abwesenheit einer bewussten Konflikterfahrung im Enactment. Das Enactment wird von beiden Parteien ko-konstruiert, und Stern betont, dass jede der Parteien in einem Enactment einen Pol des Konflikts verkörpert und auslebt.

Enactments sind die Zuschreibung der eigenen dissoziierten Anteile an den anderen (Nicht-Ich), den man dann als den fremden, dissoziierten Teil von sich selbst behandelt. Mit anderen Worten: *Was dissoziiert ist, muss in der therapeutischen Dyade inszeniert werden, es ist diese Interpersonalisierung der Dissoziation von Therapeut oder Patient, die jeweils einen Teil des aufgespaltenen, abgewehrten Konflikts verkörpern.* Dies stellt nicht nur die Interpersonalisierung der Dissoziation dar, sondern auch die Interpersonalisierung der projektiven Identifizierung: »Man könnte sagen, dass die interpersonalen und relationalen Analytiker akzeptieren, dass projektive Identifizierungen in *beide* Richtungen gehen, nicht nur in eine« (Stern, 2020, S. 541, kursiv i.O.).

Erinnern wir uns daran, dass intrapsychische Konfliktfähigkeit nicht möglich ist, wenn Bindungstraumatisierungen erlebt wurden. Enactment ist die Beschränkung der Erfahrung beider Teilnehmer auf einen Pol dessen, was sonst ein Konflikt wäre; im Enactment ist es genau der Punkt, dass wir und der Patient jeweils in einer einzigen Wahrnehmung des anderen gefangen sind. Wir können nicht neu wahrnehmen, jeder von uns ist »einspurig«. In diesem Prozess erleiden psychodynamisch arbeitende Therapeuten eine Menge Unbehagen. Stern (2010, S. xix) erkennt an, dass das Enactment zwar eine mächtige und potenziell störende Abwehr ist, aber auch eine Möglichkeit bietet, die Behandlung zu fördern. Selbst wenn es möglich wäre, Enactments zu vermeiden, wäre dies in der Regel nicht wünschenswert, weil das dissoziierte Material (Nicht-Ich) nicht symbolisiert, sondern unformuliert und daher nur über die Erfahrung des Enactments verfügbar ist.

Das Beste, was man tun kann, um problematische Aspekte der Beziehung zu beeinflussen, ist, sensibel zu sein für die Arten von affektiven »Haken« *(»snags«)* und »Scheuerstellen« *(»chafing«)*, wie es Stern (ebd., S. 81) metaphorisch ausdrückt, die von vagem Unbehagen bis hin zu starken emotionalen Reaktionen reichen und das Vorhandensein von dissoziierten Selbstanteilen signalisieren. Stern (ebd., S. 52) beschreibt dies in einer anschaulichen Metapher mit dem psychischen Äquivalent eines Spaziergangs durch den Wald, wenn wir plötzlich dadurch aufgehalten werden, dass unser Pullover an einem Zweig hängengeblieben ist: Wir halten inne, erforschen neugierig den Grund für die Unterbrechung und entwirren uns wieder. Deshalb ist die Arbeit mit Enactments und mit dem Ineinandergreifen von Übertragungs-Gegenübertragungsmomenten ein entscheidender und unvermeidbarer Bestandteil einer engagierten psychodynamischen Behandlung.

Enactments und wechselseitige Anerkennung

Die Enactment-Theorien von Philip Bromberg und Donnel B. Stern haben eine ganze Reihe von relationalen Autoren stark beeinflusst und sind wiederum von einigen beeinflusst worden, allen voran von Emmanuel Ghent (1990), der mit seiner wichtigen Unterscheidung zwischen Hingabe *(surrender)* und Unterwerfung *(submission)* das gedankliche Sprungbrett für Jessica Benjamins (1990) psychoanalytische Anerkennungstheorie lieferte, in der das Enactment eine Schlüsselposition einnimmt. Er hat den Unterschied zwischen authentischer »Hingabe«, die er als wesentliches Merkmal tiefer, authentischer Heilung und persönlicher Transformation betrachtet, und »Unterwerfung« als Perversion der Hingabe untersucht. Hingabe impliziert für ihn die Freiheit von jeglicher Absicht, zu kontrollieren oder zu zwingen.

Benjamin (1990, 2018) postuliert darauf aufbauend eine Komplementarität von »Täter« und »Opfer« (besser formuliert bei ihr als *»Doer«* und *»Done-to«*), in der jeder der beiden Beteiligten während eines Enactments spiegelbildlich, wie auf einer Wippe sich gegenübersitzend, das Gefühl hat, *der andere tue ihm etwas an*. Der trianguläre, reflektierende, anerkennende Raum kollabiert in der polaren Aufteilung der Wippe, jeder wird zum Widersacher des anderen (»der unterworfene Dritte«; Benjamin, 2006). Die Devise lautet dabei für beide: »Einer von uns beiden muss verrückt sein!« Die Anerkennung für die Subjektivität und Perspektive des anderen ist somit kollabiert. Zu betonen ist dabei, dass die relationale Perspektive nicht postuliert, dass der Therapeut vom Patienten *verlangen sollte*, dass er die Subjektivität des Behandlers anerkennt – ein häufig anzutreffendes Missverständnis der relationalen Position gegenüber. »Gegenseitige Anerkennung« ist zumindest aus Benjamins Perspektive bedeutungslos ohne ihr dialektisches Gegenteil, die »gegenseitige Negation«, deren klinisch bedeutsame Manifestation das Enacment darstellt.

Der relationale Ansatz nach Benjamin (2004, 2018) besteht grundlegend darin, aus der Beziehungsfalle, der »malignen Komplementariätsfalle« herauszukommen, indem der eigene und fremde Subjektstatus zurückgewonnen wird. Dies führt meist in ein »Ping-Pong-Spiel« der projektiven Identifizierung in Form gegenseitiger Vorwürfe. Wenn dies geschieht, ist es laut Benjamin (2009) essenziell, dass der Therapeut die eigene Beteiligung an der Verwicklung, dem Enactment anerkennt, mit anderen Worten: den Widerstand gegen die eigene Verantwortlichkeit aufgeben muss. Die Anerkennung ist bei ihr keineswegs als Einbahnstraße definiert, sondern ergibt sich aus der Wechselseitigkeit von Identifizierungen in der psychodynamischen Beziehung.

Benjamins Arbeit wurzelt in einem Verständnis von menschlicher Beziehung als Beziehung zweier getrennter Subjektivitäten. Wenn zwei Menschen sich gegenseitig als getrennte Subjektivitäten anerkennen und dadurch den Zusammenbruch in ein Enactment oder eine Sackgasse vermeiden sollen, ist ein gemeinsam geschaffenes oder geteiltes intersubjektives Drittes erforderlich. Nur die Drittheit verhindert die Auflösung in die Zweisamkeit oder Komplementarität, einen Zustand, in dem die Intersubjektivität oder die gegenseitige Anerkennung ausbleibt oder negiert wird. Für Benjamin ist das therapeutische Handeln die Umwandlung der Komplementarität oder der »Doer-Done-to-Beziehung« (Benjamin, 1990) in Drittheit und gegenseitige Anerkennung, und zwar durch das, was Ghent (1990) als »Hingabe« bezeichnet. In der Hingabe fühlt man nicht das Gefühl des Scheiterns und der Beherrschung, das mit der Unterwerfung einhergeht, sondern gibt sich dem anderen oder, in Benjamins Bezugsrahmen, »dem Dritten« willentlich und wissentlich hin. In einer Beziehungsstruktur der Komplementarität sind Allmacht und Hilflosigkeit so aufgeteilt, dass sie sich zwischen den beiden Mitgliedern der Dyade abwechseln.

Der Zusammenbruch in die Komplementarität der Zweiheit wird nach Benjamin (2018, S. 21) durch die Anerkennung der Teilnahme am Enactment – und somit das Aufbauen eines »sittlichen Dritten« – wiederhergestellt. Dies bedeutet, dass eine therapeutische Haltung der Hingabe vertreten wird, in der der Therapeut anerkennen muss, dass er sich unvermeidlich in Enactments verwickeln wird. Daraus entsteht eine Art von »sittlicher Triangulierung«, die nach Benjamin (2006) gewissermaßen den kategorischen Imperativ der relationalen Psychoanalyse darstellt: »Wir können gar nicht anders, als an einer Interaktion teilzunehmen, die von beiden Seiten gestaltet wird« (S. 99). Wer sich hingibt, so Benjamin (ebd.), ist fähig, die innere Verbindung zu einem anderen aufrechtzuerhalten, während er diesem zugleich Eigenständigkeit und Unterschiedlichkeit zugesteht. Wir können gar nicht anders, als an einem Enactment teilzunehmen, das von beiden Seiten gestaltet wird.

Beim relationalen Ansatz, so können wir zusammenfassen, ist der Leitgedanke folgender: Um als Therapeut aus der Beziehungsfalle, dem Enactment, herauszukommen und den eigenen Subjektstatus zurückzugewinnen, müssen wir unsere eigene Beteiligung anerkennen, wozu normalerweise vor allem gehört, unseren Widerstand gegen die eigene Verantwortlichkeit aufzugeben, einen Widerstand, der sich in Reaktion auf die Vorwürfe des Patienten entwickelt hat.

Generative Enactments

Am anderen Ende des Spektrums der relationalen Dissoziations-Enactment-Theorie, wie sie oben dargestellt wurde, sind in den letzten Jahren alternative Erklärungsmodelle für solche Enactments und die zugrundliegenden Prozesse beschrieben worden. Der Säuglingsforscher Daniel Stern und die Mitarbeiter der *Boston Change Process Study Group* (BCPSG, 2014; Stern et al., 2002) haben eine Sicht des Enactments vertreten, dass diese in den ständigen Fluss des nicht-linearen Prozesses der Dyade eingebettet sind und sogenannte »Jetzt-Momente« *(Now Moments)* darstellen, kurze subjektive Zeiteinheiten im Prozess des gemeinsamen »Vorangehens« von Patient und Therapeut, die freundlich sein oder im Streit verlaufen können. In gemeinsamen Enactments oder Now Moments – und nicht durch symbolvermittelnde Deutungen wird dieses sogenannte »implizite Beziehungswissen« bewusst wahrnehmbar. Diese Now Moments sind also eine besondere Art von »Gegenwartsmomenten«, die für den Patienten – aber ebenso für den Therapeuten – als affektiv bedeutsam und intensiv erlebt werden und bei beiden den Eindruck hervorrufen, stärker in der Gegenwart der therapeutischen Begegnung zentriert zu sein. Die vertraute intersubjektive Umwelt der Therapeut-Patient-Beziehung verändert sich plötzlich und der Zustand der gemeinsamen impliziten Beziehung steht auf einmal infrage. Solche Now Moments können auch direkt zu einer Deutung und Deutungen können zu »Momenten der Begegnung« führen. Statt die Dissoziation ins Zentrum zu stellen, sehen diese Theoretiker Enactments als Abschnitte des klinischen Prozesses, die im Wesentlichen aus der impliziten Beziehung des psychodynamischen Paares hervorgehen, und betrachten diese »disruptive[n] Momente als emergente Eigenschaften eines komplexen dynamischen Systems« (BCPSG, 2014, S. 981).

Die Sichtweise, Enactments als eine relationale, d. h. prozedurale Fähigkeit innerhalb der therapeutischen Beziehung zu betrachten, wie die BCPSG es beschreibt, deckt sich weitestgehend mit Gedanken von Aron und Atlas (2019), die ein ähnliches Verständnis von Enactments entwickelt haben. Sie haben eine *potenziell hilfreiche, vitalisierende, affirmative, prospektive und generative Version von Enactments* beschrieben, die sie als »generative Enactments« bezeichnen. Sie vertreten den Standpunkt, dass sich unser Verständnis von Enactment nicht nur auf unbewusste einschränkende und dissoziative Selbstzustände beziehen sollte, sondern dass der Behandler auch unbewusst in Enactments involviert wird, die positiver oder generativer Natur sind (siehe auch Cooney & Sopher, 2021). Das Autorenpaar schlägt vor, nicht nur an das *Reparative*, sondern auch an das *Generative* zu denken – nicht nur daran, dass Kollisionen die Vergangenheit wiederholen, sondern auch Neues schaffen und verborgenes Potenzial ans Licht bringen. Genauso wie Träume, Phantasien und Spiel als generativ verstanden wurden, d. h. eine *prospektive Funktion* haben, so haben dies auch Entactments. Sie sind, so gesehen, eine improvisierte Form des gegenseitigen Spielens oder Dramatisierens, die Formen der Beziehung und des Verhaltens mit Blick auf die Zukunft antizipieren, üben und proben – was Cooper (2000) unsere »psychische Zukunft« genannt hat.

Diese generativen Enactments sind Aron und Atlas (2019) zufolge Mini-Experimente, Beziehungsversuche, relationale Proben, deren Zweck es ist, Aspekte des Beziehungsrepertoires des Selbst auszuprobieren, zu modifizieren und zu verfeinern, um die Beziehungsoptionen zu erweitern, indem man transformative Objekte findet. Die Autoren postulieren daher, dass nicht nur die tatsächliche Auflösung von ansonsten problematischen, sich oft wiederholenden Enactments therapeutisch ist. Diese zeitliche Verschiebung des Fokus eröffnet neue Arbeitsweisen, ähnlich wie dies Daniel Stern und seine Gruppe mit ihren »Jetzt-Momenten« postulieren, die zu »Momenten der Begegnung« werden können und damit die Art und Weise ausdehnen, wie der Patient mit anderen zusammen ist.

In einer kritischen Besprechung dieses Konzepts der generativen Enactments zweifelt Donnel B. Stern (2025), dass das spontane Auftauchen des vitalisierenden Affekts und der Spontaneität des Behandlers in einer Behandlung, die zuvor durch Leblosigkeit gekennzeichnet war, am besten als *Ergebnis* des generativen Enactments zu verstehen ist. Wenn emotional vitalisierende Ereignisse spontan aus der Erfahrung des Therapeuten auftauchen, können diese die *Auflösung* eines zuvor bestehenden Enactments darstellen, sind aber selbst *keine* Enactments. Diese als solche zu betrachten, würde das Konzept des Enactments meines Erachtens auch zu weit ausdehnen und damit verwässern.

Affektregulierung und Enactment

Affektregulationstherapie

In den letzten dreißig Jahren wurden zwei verschiedene, jedoch miteinander verflochtene psychoanalytische Theorien der Affektregulierung entwickelt, die für unser Enactment-Thema eine große Bedeutung erlangt haben und eine weitere Facette dieses Konzepts beleuchten. Die Affektregulationstheorie von Allan Schore (Schore, 1994, 2012, 2019a) erklärt das, was man das *primäre Affektregulationssystem* nennt. Es besteht aus sich früh bildenden, automatisch gewordenen, schnellen, unbewussten, psychoneurobiologischen Prozessen, speziell in der rechten Hirnhemisphäre lokalisiert. Die Mentalisierungsbasierte Psychotherapie von Peter Fonagy und seiner Arbeitsgruppe (Fonagy et al., 2004; Bateman & Fonagy, 2015; Allen et al., 2011) beleuchtet hingegen das *sekundäre Affektregulationssystem.* Es besteht aus sich später bildenden, verbal-reflexiven, langsamen, absichtlichen, bewussten kognitiven Prozessen. Kontrolliertes oder explizites Mentalisieren ist somit ein serieller und relativ langsamer, typischerweise verbaler Prozess – im Gegensatz zum automatischen, schnellen, primären Affektregulierungssystem, das gewissermaßen »das Präludium der Mentalisierung« (Fonagy et al., 2004, S. 12) darstellt.

Die klinische Arbeit mit dem primären affektregulierenden System geht Hand in Hand mit dem sekundären System und ist grundlegend für dessen Aufbau. Die primäre Affektregulierung muss stattfinden, damit das sekundäre, linkshemisphärische Mentalisieren inmitten des lebendigen Affekts wirksam sein kann. Aus der Mentalisierung des Affekts erwächst ein Gefühl der Meisterung und Verantwortung. Die Regulierung des Affekts ist zwar nur *eine* der Aufgaben des mentalisierenden Systems, aber eine äußerst wichtige, denn »das Affekterleben ist der Keim, aus dem schließlich die Mentalisierung erwachsen kann« (ebd., S. 378).

Das übergreifende Ziel der Affektregulierungstherapie von Schore (2007, 2012, 2019a) ist die Wiederherstellung der Fähigkeit zur Entwicklung des Selbst. Ziel ist es, die Fähigkeit der Patienten zur Affektregulierung zu verbessern und die Wiederaufnahme der Entwicklung zu ermöglichen. Konkret muss eine Affekttoleranz für die mit dem relationalen Trauma verbundene Angst, Verzweiflung und Scham aufgebaut werden, die sich im Enactment im besonderen Maße mit traumatisierten Patienten äußern. Das primäre Affektregulierungssystem muss *reorganisiert* werden, und dies geschieht in der therapeutischen Beziehung, die einen expliziten *Affektfokus* hat, also nicht so sehr auf den Inhalt des Gesprochenen und Ausgedrückten, sondern auf den *Prozess* und den *Affekt*, vor allem dessen Regulierung fokussiert. In der Mentalisierungsbasierten Psychotherapie von Fonagy und Kollegen ist ebenfalls der Affektfokus der augenblickliche, vom Patienten und Therapeuten *gemeinsam geteilte Affekt*. Die sogenannte »mentalisierte Affektivität« (Jurist, 2018) bildet hierbei das Herzstück der psychotherapeutischen Arbeit – ein über intellektuelles Verstehen hinausgehendes, auf gelebter und gefühlter Erfahrung beruhendes Begreifen der eigenen Gefühlzustände. Das Ziel der Therapie ist in dieser Sichtweise nicht so sehr eine Vertiefung eines bestimmten Verständnisses oder die Einsicht, sondern die Fähigkeit zum Verstehen als solche, die Schaffung von psychischen Fähigkeiten.

Allan Schore trägt seit drei Jahrzehnten zu einer äußerst spannenden Kreuzbefruchtung zwischen Säuglingsforschung, interpersonaler Neurobiologie, Bindungstheorie und relationaler Psychoanalyse bei und hat unsere theoretischen Kenntnisse bezüglich der in Therapien auftretenden *Kommunikation von Unbewusst zu Unbewusst*, der *emotionsverarbeitenden rechten Hirnhälfte*, *Bindungstraumatisierung*, der *Rolle von projektiver Identifizierung* und vor allem des *Enactments* in einer Reihe von Büchern (1994, 2003, 2007, 2012, 2019a, 2019b) grundlegend erweitert.

Seine Affektregulationstheorie geht von der Grundprämisse aus, dass bei allen Psychotherapien, insbesondere bei psychodynamischen Verfahren, die psychotherapeutische Arbeit am

Affekt und seine Regulation im Zentrum stehen. Ganz allgemein hängt die Regulierung von Affekten, also die Fähigkeit, Affekte oder Emotionen zu erfahren, zu benennen und angemessen auszudrücken, untrennbar mit der Regulierung des Selbst zusammen. Die Fähigkeit, Affektzustände zu *modulieren* statt zu *kontrollieren*, hängt wiederum eng mit der Fähigkeit zur Mentalisierung und diese mit frühen Bindungserfahrungen zusammen. Die Affektregulationstheorie Schores ist meines Erachtens die Grundlage einer zeitgenössischen, neurobiopsychologisch verankerten, klinisch hochrelevanten Psychoanalyse des 21. Jahrhunderts. Bis heute bedarf die Psychoanalyse dringend einer umfassenden Affekttheorie, und Schores Ansatz trägt in entscheidendem Maße dazu bei. Sein »Inter-Gehirn-Paradigma« (Schore, 2007, S. 237) unterstützt die derzeitigen »relationalen« Konzepte, die auf der Grundlage einer Zwei-Personen-Psychologie arbeiten, ohne die Erkenntnisse der Ein-Personen-Psychologie zu annullieren.

Drei Paradigmenwechsel

In überzeugender Art und Weise postuliert Schore (2012), dass der anhaltende, bereichernde Dialog zwischen Wissenschaft und klinischer Praxis mehrere Paradigmenwechsel bewirkt habe, der einerseits unsere *therapeutischen Ansätze zum Enactment* und andererseits unser *theoretisches Verständnis des Veränderungsprozesses* in der Psychotherapie erweitert und vertieft. Zusammenfassend geht Schore (2019a) von drei Paradigmenwechseln aus, die sich in den letzten Jahren in den Neurowissenschaften und der Psychoanalyse ergeben haben:

- Erstens vertieft das *neuropsychoanalytische Modell der unbewussten Emotionen* der Regulationstheorie unser Verständnis von Enactments;
- zweitens verändert das *regulierungstheoretische Modell von relationalem Trauma und Dissoziation* unser Verständnis der am Enactment beteiligten Abwehrmechanismen;
- drittens betrachtet die Regulationstheorie Enactments als potenziellen Kontext für *therapeutische Veränderungen*.

Ich werde im Folgenden die drei postulierten Paradigmenwechsel und deren Implikationen für die klinische Praxis im Umgang mit Enactments kurz beleuchten, da dadurch ein umfassender Rahmen dargestellt werden kann, der uns nicht nur dabei hilft, Enactments aus der Perspektive der zeitgenössischen Psychoanalyse besser zu verstehen, sondern der uns auch befähigt, klinisch damit gut arbeiten zu können.

Linke und rechte Gehirnhälfte

Bezüglich des ersten Paradigmenwechsels, der Bedeutung des unbewussten Affekts, der sich im Enactment ausdrückt, postuliert Schore einen Wechsel des Fokus der klassischen Bindungstheorie im Sinne einer *modernen Affektregulierungstheorie*, indem er schreibt: »Die Bindungsbeziehung übt einen unmittelbar prägenden Einfluss auf die Reifung der rechtshemisphärischen, für die Bewältigung von Stress zuständigen Hirnsysteme des Säuglings aus« (2001, S. 41). Auf einer sehr grundlegenden Ebene ist die moderne Bindungstheorie zwangsläufig eine Affektregulationstheorie. Die Zyklen intersubjektiver Einstimmung, Fehleinstimmung und Wiedereinstimmung stellen eine präverbale psychobiologische Beziehungsmatrix dar, die den Kern des entstehenden *impliziten körperlichen Selbst* des Säuglings bildet. »Der Kern des Selbst ist nonverbal und unbewusst«, so Schore (2007, S. 73), er ist »eingebettet in die Matrix der Affektregulation«.

Wenn der Affekt *reguliert* ist, ist der Organismus integriert und in der Lage, flexibel auf die innere und äußere Umgebung zu reagieren. Wir erleben subjektiv ein Gefühl der Selbstbeherrschung, und wenn wir reguliert sind, sind wir in der Tat optimal funktional. Wenn der Affekt hingegen *dysreguliert* ist, werden wir dissoziiert (desintegriert) und greifen auf automatisierte Prozesse und isolierte Teile unseres Gedächtnisses zurück. Mit anderen Worten: Die Organisation des Selbst ist abhängig vom Affektzustand. Wir organisieren und desorganisieren uns je nachdem, ob wir affektiv reguliert sind oder nicht.

Die neurophysiologische Forschung von hunderten von Versuchen zusammenfassend, stellt Schore fest, dass das Gehirn nicht nur in zwei Hemisphären aufgeteilt, sondern auch *zutiefst asymmetrisch* ist. Die beiden Hemisphären haben unterschiedliche Größen, Formen und Gewichte (die rechte Hemisphäre ist bei allen sozialen Säugetieren größer und schwerer). Die Evolution hat uns mit zwei so unterschiedlichen Hemisphären ausgestattet, dass sie gemeinhin als rechte und linke Gehirnhälfte bezeichnet werden. Ein Gehirn mit Hemisphären, die Informationen unterschiedlich verarbeiten, ermöglicht eine größere Komplexität und Flexibilität. Dem Neurowissenschaftler Iain McGilchrist (2009) zufolge schaffen die rechte und die linke Hemisphäre kohärente, völlig unterschiedliche und oft unvereinbare Versionen der Welt mit konkurrierenden Prioritäten und Werten. Die linke Hemisphäre hat die Aufgabe, uns zu ermöglichen, die Welt zu manipulieren, nicht, sie zu verstehen. Die linke Hemisphäre ist nicht mit der Realität in Kontakt, sondern mit ihrer Repräsentation der Realität, die sich als ein bemerkenswert geschlossenes, selbstreferenzielles System erweist. In der westlichen Kultur, so McGilchrist, besteht aber die Tendenz zu glauben, dass unsere rationalen Prozesse in der linken Gehirnhälfte die Kontrolle hätten.

Die rechte Hirnhemisphäre ist – was für das Enactment-Thema entscheidend ist – auf Gefühle und soziale Kognition spezialisiert; sie ist vor allem in den ersten drei Lebensjahren dominant. Die rechte Gehirnhälfte vermittelt insgesamt *implizite Prozesse*: implizites Gedächtnis, implizite Kognition und implizite Affektkommunikation. Diese Prozesse sind schnell, unbewusst, nonverbal und automatisch. Die impliziten Affekte, so könnte man pointiert behaupten, sind das Herzstück unserer Subjektivität (Schore, 2007). Wir sind überwiegend und grundsätzlich implizite Wesen. Veränderungen an impliziten Gedächtnissystemen sind Veränderungen der grundlegendsten Art: Veränderungen an der Art, wie wir sind, Veränderungen an unserem impliziten Selbst.

Explizites und implizites Gedächtnis

Das Studium des Gedächtnisses (Mancia, 2006; Lyons-Ruth, 1999) unterscheidet zwei Haupttypen: das explizite Gedächtnis, das als Kodierung dessen gedacht werden kann, was passiert ist oder was Dinge sind, das *Was* des Gedächtnisses; und das implizite Gedächtnis, das Erinnern an das *Wie*, die Kodierung von Prozeduren, um Dinge zu tun. Die früheste Form des Gedächtnisses ist unbewusst, implizit, emotional und unzugänglich und entsteht aus der Verarbeitung früher Beziehungserfahrungen in der rechten Hemisphäre; sie ist von Geburt an »online«. Zum Beispiel sind frühe traumatische Erfahrungen Produkte der Aktivität der rechten Gehirnhälfte, die im impliziten Gedächtnis gespeichert werden. Eine Erinnerung an frühe Traumata existiert häufig nicht, außer in der Form einer *emotionalen*, aber nicht *narrativen* Erinnerung. Das Verständnis der Natur dieser beiden Erinnerungssysteme ist noch aus einem anderen Grund wichtig, denn es verändert unser Verständnis der *Verbindung zwischen relationalen und deutenden Aspekten des therapeutischen Prozesses*.

Die Entdeckung des dualen Gedächtnissystems hat der psychoanalytischen Theorie und der klinischen Praxis weitreichende neue Horizonte eröffnet: Das explizite oder deklarative Gedächtnis ist bewusst, verbalisierbar und erinnerbar sowie für unsere Identität und Lebensgeschichte wesentlich; das implizite Gedächtnis hingegen ist weder verbalisierbar noch erinnerbar. Die rechte Gehirnhälfte stellt zudem das dar, was Freud (1915) das »vorbewusste System« nannte, was Bollas (1997) als das »ungedachte Bekannte« und Donnel B. Stern (1997) als »unformuliertes Denken« bezeichnet. Defizite in der Verarbeitung der rechten Gehirnhälfte bei gleichzeitiger Dominanz der linken Gehirnhälfte führen später häufig zu einer gefühlsarmen, »leeren« Subjektivität und einem Mangel an Intersubjektivität und Bezogenheit.

Bei den in Enactments auflebenden Erinnerungen handelt es sich demzufolge, so Lyons-Ruth (1999), nicht um deklarative oder episodische Erinnerungen, sondern um eine Form der Erinnerung, die man als »enaktive Repräsentationen« bezeichnen kann, als »Wissen, wie man etwas tut« (S. 577). Mancia (2006) beschreibt die rechte Hemisphäre als »Sitz des impliziten Gedächtnisses«. McGilchrist stellt ebenfalls fest: »Die rechte Hemisphäre ist enger mit Emotionen und dem Körper verbunden (also mit den neurologisch ›untergeordneten‹ und älteren Regionen des Zentralnervensystems)« (2009, S. 437).

Die rechte Gehirnhälfte ist somit der Sitz der emotionalen und sozialen Intelligenz und verarbeitet Informationen ganzheitlich. Diese sich besonders in den ersten zwei bis drei Jahren entwickelnde rechte Hemisphäre speichert auch ein inneres Arbeitsmodell der Bindungsbeziehung (Schore, 1994; Siegel, 1999), also die für ein Individuum charakteristischen Strategien der Affektregulation. Dieses Arbeitsmodell ist ebenso im impliziten Gedächtnis kodiert.

Schwer gestörte Personen wie Borderline- oder viele PTBS-Patienten, die zu einer Fülle unregulierter Emotionen und massiven sogenannten primitiven Abwehrmechanismen neigen, werden von einer Flut von intensiven und potenziell eruptiven Affekten dysreguliert, die meist unbewusst sind, da sie nicht kortikal kontrolliert und ausgeglichen werden können. Jede Gelegenheit innerhalb der Grenzen des Therapiesettings wird den emotionalen Sturm und Drang, dem sie ausgesetzt sind, wieder verstärken und reaktivieren: Der ständige Sturm von Inszenierungen wird die Wiederholung dessen ermöglichen, was nicht bewusst beherrscht und verstanden wurde. Enactments sind demnach zwangsläufig grundlegende Momente in der psychodynamischen Therapie mit diesen Personen, weil sie dazu neigen, ihre belastenden Affekte entweder impulsiv und eruptiv auszuagieren oder diese intensiven Gefühle dissoziativ zu betäuben. Auch Interventionen des Psychotherapeuten, die auf Deutungen basieren, stoßen häufig in emotional hoch aufgeladenen Momenten nicht auf Resonanz, wie uns die Mentalisierungsbasierte Therapie gelehrt hat.

Enactments als dialogische Interaktion von relationalen Unbewussten

Der Austausch impliziter Affektmitteilungen begründet das intersubjektive Feld. Daniel Stern (1992) bezeichnet einen solchen unmittelbaren, intimen Affektaustausch als »primäre Intersubjektivität«. Die Affektregulierungstherapie ist mit Intersubjektivität und implizit-prozeduralen Prozessen eng verbunden und bildet deren Grundlage. In dem Konzept der »reziproken gegenseitigen Beeinflussung« von Schore (2007) werden diese als »Kommunikation zwischen impliziten Selbsten« verstanden, das heißt, *die non-*

verbale Übertragungs-Gegenübertragungs-Interaktion – das mutuelle Enactment – stellt eine wechselseitige rechtshemisphärische Kommunikation dar, in der sich automatische, regulierte und unregulierte emotionale Zustände zwischen Patient und Therapeut ereignen. In diesem Zusammenhang schreibt Schore, dass Enactments nicht nur bewusste, sondern vor allem *unbewusste starke Affekte* zum Ausdruck bringen. Diese zentrale Beobachtung macht deutlich, »dass das klinische Phänomen des gesteigerten affektiven Moments eines Enactments nicht ohne eine Theorie der unbewussten Prozesse verstanden werden kann« (2012, S. 156). Er schlägt demnach ein neurobiologisches Verständnis von Enactment als unbewusste Kommunikation von Affekten vor, an der die rechte Gehirnhälfte beider Protagonisten der therapeutischen Dyade beteiligt ist: »Enactments werden dialogisch in der Übertragung-Gegenübertragung-Kommunikation von rechter Hirnhälfte zu rechter Hirnhälfte neu erschaffen, in Interaktion zwischen dem relationalen Unbewussten des Patienten und dem relationalen Unbewussten des Therapeuten« (ebd., S. 158). In Übereinstimmung mit dem entwicklungsorientierten Modell der Psychopathologie sind für Schore Enactments bei Psychopathologien, die mit frühen traumatischen Erfahrungen zusammenhängen, überaus häufig, um nicht zu sagen: geradezu unumgänglich.

Schore (1994) stellt ebenfalls fest, dass die Amygdala und der orbitofrontale Kortex (der »denkende Teil des emotionalen Gehirns«), die gemeinsam emotionale Erfahrung vermitteln, lebenslang in hohem Maß formbar bleiben, eine hohe Neuroplastizität aufweisen. Die höchste Schicht der rechten Gehirnhälfte, die affektive Information verarbeitet, ist dieser orbitofrontale Kortex. Er ist die zentrale Organisationsstruktur des Organismus – sozusagen das Exekutivzentrum des Selbst –, integriert die Psyche mit dem Körper und die Körper-Psyche mit anderen Körper-Psychen. Dieser orbitofrontale Kortex ist dafür verantwortlich, unsere eigenen Affektzustände und die anderer *einzuschätzen*, unseren eigenen Affekt zu *regulieren* und affektive Transaktionen mit anderen durch die Verwendung impliziter Kommunikation zu *vermitteln*.

Wir können also mit diesem Vorwissen berechtigterweise fragen: Wo befindet sich nach zeitgenössisch neuropsychoanalytischer und relationaler Sicht das Unbewusste im Gehirn? Von welchem Unbewussten sprechen wir? Wo spielen Enactments hierbei eine Rolle? Wie Schore (2007) zusammenfasst, besteht heute weitgehende Übereinstimmung darüber, dass »das rechte emotionsverarbeitende psychische System das neurobiologische Substrat von Freuds dynamischen Unbewussten ist« (S. 277). Sigmund Freud hat also – ohne dass er dies zu dem Zeitpunkt wusste, es ihn als Neurologen jedoch sicherlich interessiert hätte – die Funktionsweise des rechten Gehirns gefunden und beschrieben. Und auf genau dieser Ebene muss unser klinischer Fokus liegen und damit auch unsere Interventionen ansetzen. Marcus (1997) kommt zu einem ähnlichen Schluss, indem er die Aufgabe des Therapeuten spezifiziert: »Der Analytiker hört mit seinem rechten Gehirn mittels Reverie und Intuition direkt in das rechte Gehirn des Analysanden hinein« (S. 238).

Affekttoleranzfenster und Enactments – Neuropsychoanalyse

Was kann uns die Neuropsychoanalyse über die Neurobiologie von Enactments sagen? Neurobiologische Studien zeigen, dass das Auftauchen starker Affekte während der Psychotherapie von einer ansteigenden Aktivierung der rechten Hemisphäre begleitet ist. Schore nennt diese unbewusste Kommunikation, die im Enactment stattfindet, die »Konversation zwischen zwei limbischen Systemen« (2007, S. 103). Bezogen auf Enactments stellen nonverbale Übertragungs-Gegenübertragungsinteraktionen, die auf vorbewusst-unbewussten Ebenen stattfinden, eine *wechselseitige rechtshemisphärische Kommunikation* dar, in der sich automatische, regulierte und unregulierte emotionale Zustände zwischen Patienten und Therapeuten in Millisekunden ereignen und in der Regel lediglich an den Rändern der Affektregulationsfenster auftreten. Die Selbstregulation geschieht ganz allgemein auf zwei Wegen: der *Autoregulation*, die mittels der Prozesse der »Ein-Personen-Psychologie« zu begreifen sind, oder die *interaktive, dyadisch Regulierung*, die ausschließlich mittels einer »Zwei-Personen-Psychologie« zu fassen ist (Hill, 2015).

Das Konzept der »Affekttoleranzfenster« stammt ursprünglich

vom Neurologen Daniel Siegel (1999), der damit verdeutlichen wollte, dass die Organisation des Selbst grundlegend von der Art und Weise abhängt, wie wir Emotionen regulieren. Schore und andere neuropsychoanalytische Autoren nehmen dies als Kerngedanken in die Affektregulierungstheorie auf und betonen, dass insgesamt die Therapie darauf abzielt, die Affekttoleranz zu erweitern, indem sie an ihren Rändern arbeitet.

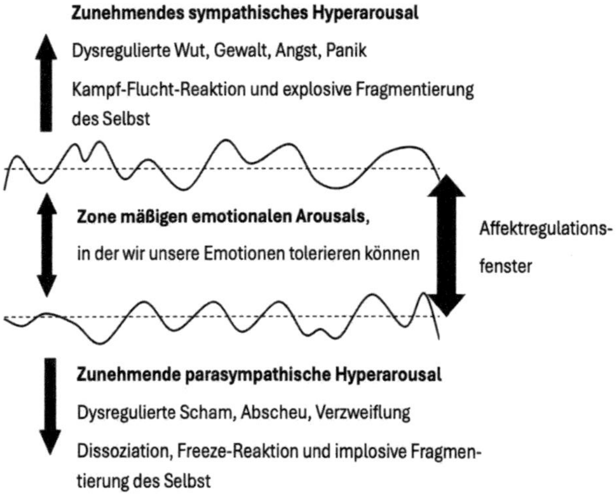

Abbildung 1: Die drei Bereiche des Arousals und das Affektregulationsfenster (nach Schore, 2015, S. 133)

In Abbildung 1 lässt sich dies anschaulich verdeutlichen. Wie das Diagramm zeigt, lassen sich drei allgemeine »Zonen« der Erregung abgrenzen: optimales emotionales Arousal, Hyperarousal und Hypoarousal. Die Zone des mittleren, linkshemisphärischen emotionalen Arousals stellt jenen emotionalen Bereich dar, in dem wir gut unsere Emotionen regulieren und mentalisieren können. Die äußeren Bereiche, die »Gefahrenbereiche«, befinden sind oberhalb bzw. unterhalb dieses mittleren Bereichs, dargestellt durch die kräftigen, oszillierenden Linien. Zu diesen vermiedenen, größtenteils rechtslateral verarbeiteten Zuständen gehören Zustände von Hyperarousal und dissoziativem Hypoarousal, die mit frühen Erfahrungen relationaler Traumata wie (sexueller) Missbrauch, Vernachlässigung und/oder fehlende

Anerkennung zusammenhängen. Im oberen, dem Bereich des (sympathischen) Hypoarousals, erleben wir intensive, eruptive Emotionen wie Wut, Angst und Panik – insgesamt Ausdruck einer explosiven Fragmentierung des Selbst, die eine Kampf- oder Fluchtreaktion auslöst. Im unteren Bereich, dem Bereich der rechtshemisphärischen, parasympathischen, niedrig-erregten Affekte, erleben wir Betäubung, Ekel, Leblosigkeit, Hilflosigkeit, Hoffnungslosigkeit und vor allem Scham. All diese Affekte weisen auf eine Dissoziation hin.

Relationale Traumata, Dissoziation und Selbstzustände

Wir erleben seit zwanzig Jahren eine Renaissance von Dissoziationstheorien, wie sie ursprünglich auf Pierre Janet (1898), dem französischen Zeitgenossen Freuds, zurückgehen. Die Dissoziation, die von Freud nicht wirklich in Betracht gezogen wurde, impliziert einen Angriff auf die menschliche Psyche, der viel tiefer geht als die Effekte der Verdrängung, die Freud ins Zentrum seiner Theorie stellte und womit er sich von Janet abgrenzte (Davies, 1998; Howell, 2005; Mucci, 2018). Die zeitgenössische Trauma- und Dissoziationstheorie hat zu einem völlig neuen Paradigma in der Psychotherapie geführt, einem Paradigma, das die außerordentliche Empfindlichkeit der menschlichen Person gegenüber Bindungs- oder Beziehungstraumata über die gesamte Lebensspanne hinweg anerkennt. Ein »Bindungstrauma« wird allgemein definiert als Beeinträchtigung der Mentalisierungs- und der Affektregulationsfähigkeit. »Die bedeutendste Konsequenz der frühen relationalen Traumata«, so Schore, »ist der Verlust der Fähigkeit, die Intensität und die Dauer von Affekten zu regulieren« (2007, S. 192). Die moderne Neuropsychologie stimmt darin überein, dass die Affektregulation in der Dyade und die Fähigkeit des Kindes zur Selbstregulation beeinträchtigt sind, wenn die Betreuungsperson nicht ausreichend auf das Kind eingestimmt oder emotional nicht in der Lage ist, die inneren affektiven Zustände des Kindes zu spiegeln und zu regulieren.

Diese Beobachtungen helfen uns, den Paradigmenwechsel in zeitgenössischen psychoanalytischen Modellen der Psychopathogenese zu verstehen: *von der ödipalen Verdrängung zur präödipalen Dissoziation* (Schore, 2012, S. 126). Die psychobiologische Reaktion des Säuglings oder kleinen Kindes auf ein relationales Trauma besteht aus zwei unterschiedlichen, aber miteinander verbundenen Reaktionsmustern: Übererregung und Dissoziation. Die erste Reaktion auf eine Lebensbedrohung ist ein Hyperarousal. Diese Unteraktivierung macht uns auf die Gefahr aufmerksam und unterstützt eine Kampf- oder Fluchtreaktion. Falls dies nicht möglich ist, wird die Freeze-Reaktion, eine Dissoziation, aktiviert (Tiedemann, 2021). Solche sogenannten »Zombie«-Zustände sind durch eine Dissoziation gekennzeichnet, bei der das Bewusstsein vom Körper und von den Gefühlen abgeschnitten zu sein scheint. McGilchrist definiert die Dissoziation als »eine Unterfunktion der rechten Hemisphäre« (2009, S. 224).

Dissoziative Phänomene können entweder über- oder untererregt sein. Flashbacks zum Beispiel sind *übererregt* (»hyperaroused«), Freeze-Zustände sind hingegen *untererregt* (»hypoaroused«). Die kindliche parasympathische Dissoziation inmitten massiver Angst, Scham und Schrecken führt nicht nur zu einer *Gefühlsbetäubung*, sondern auch zu einem *tiefen Bindungsabbruch*. Die rechtshemisphärische Dissoziation wird dann pathologisch, wenn sie zu einer Überempfindlichkeit gegenüber traumabezogenen Reizen führt und das Trauma nicht als etwas erfahren werden kann, was einem in der Vergangenheit passiert ist, sonders etwas, was wie im »ewigen Jetzt« immer und immer wieder in Beziehungen stattfindet.

Die Regulationstheorie unterstützt die relationale Perspektive der *Selbstzustände* und liefert dieser ein neuropsychoanalytische Grundgerüst. Was wir subjektiv für ein einheitliches, kohärentes Selbst halten, besteht in Wirklichkeit aus einer Reihe von Selbstzuständen. Jeder Selbstzustand kann als ein *eigenes Persönlichkeitssystem* betrachtet werden: eine kontextabhängige Ansammlung affektiver und kognitiver Prozesse, die sich zu »Versionen« von uns zusammenfügen. Gegenwärtig besteht Einigkeit darüber, dass die wesentliche Auswirkung eines Traumas »die Unterbrechung der Kontinuität des Seins ist, die »Illusion, ein Selbst zu sein«, wie es Pizer (1998, S. 141) bezeichnet.

Im Idealfall ist das gesamte System der Selbstzustände integriert. Das heißt, die Selbstzustände, die für uns typisch sind,

sind miteinander kompatibel, und wir können fließend und bequem zwischen ihnen wechseln. Im Optimalfall werden die Erinnerungen über die verschiedenen Selbstzustände hinweg geteilt, sodass die unterschiedlichen Erfahrungen des Selbst, die sie hervorbringen, in ein umfassendes, kohärentes Gefühl für uns selbst einbezogen werden. Ein regulierter Affekt maximiert den Zugang zur gesamten Bandbreite unserer Selbstzustände und bietet uns ein Höchstmaß an Flexibilität und Anpassungsfähigkeit. In teilweise dissoziierten Selbstzuständen können wir uns an andere Arten, wir selbst zu sein, *erinnern*, aber sie erscheinen uns *fremd* oder *unheimlich*. In vollständig dissoziierten Selbstzuständen kann es zu einer totalen Amnesie der Gedanken und Gefühle und des Selbstgefühls kommen, die in anderen Selbstzuständen erlebt worden sind.

Die »Zustandsverschiebung« *(»state switch«)* ist ein zentrales Element einer Theorie der multiplen Selbste (Bromberg, 2006; Chefetz, 2015; Schore, 2019a). Wenn der Affekt reguliert ist, sind wir in der Lage, unsere Selbstzustände nach Bedarf zu verändern. In hochemotionalen Situationen in der therapeutischen Dyade, wie in einem akuten Enactment, wechselt der Patient (und häufig konkordant oder komplementär der Therapeut) in einen anderen Selbstzustand. Enactments, »eine besondere Ausdrucksform, die mit Prozessen und Dynamiken zusammenhängen, die ihren Ursprung in der primitiven Funktionsweise des Geistes haben« (Zanocco et al., 2006, S. 150), stellen somit Wiederholungen früher Dysregulationen der rechten Gehirnhälfte in Bezug auf Geist und Körper dar.

Dissoziation im ko-konstruierten Enactment

Im ko-konstruierten Enactment findet die Abwehr der Dissoziation nicht nur im Patienten statt, sondern auch im Therapeuten, sodass sie die Fähigkeit des Therapeuten bestimmt, um die unbewussten schmerzhaften emotionalen Kommunikationsanteile des Patienten im Zusammenhang mit dem Bindungstrauma zu empfangen (oder zu blockieren). Es ist wichtig zu betonen, dass alle diese impliziten unbewussten nonverbalen Kommunikationen zwischen rechter Gehirnhälfte und Körper bidirektional und damit intersubjektiv verlaufen. »Die auf dem Körper basierenden unbewussten Kommunikationen von dissoziierten Affekten, die in ein Enactment eingebettet sind, werden über Kanäle von der rechten Gehirnhälfte zur rechten Gehirnhälfte übertragen und empfangen«, so Schore (2012, S. 162). Die rechte Hemisphäre ist, wie erwähnt, wichtig für die Verarbeitung der »Musik« hinter den Worten. Enactments stellen demnach Kommunikationen früherer, in der Entwicklungsgeschichte erlittener emotionaler Brüche dar, die so intensive und schmerzhafte negative Affekte ausgelöst haben, dass sie dissoziiert und aus dem Bewusstsein verbannt wurden. Diese werden in der therapeutischen Dyade unbewusst von *beiden* Teilnehmern inszeniert.

Dies stellt auch Karen Maroda (2010) ins Zentrum ihrer Überlegung: Sowohl der Therapeut als auch der Patient sind sich beim Enactment nicht bewusst, was sie im jeweils anderen stimulieren, bis ein unerwünschtes Ereignis, meist hochemotional für beide, eintritt. Dieses unerwünschte Ereignis ist häufig eine belastende Fehlanpassung, ein Bruch in der Übertragungs-Gegenübertragungsbeziehung sowie ein Abbruch der therapeutischen Allianz und auch Empathie im Sinne einer emotionalen Regression. Häufig treten hier Dynamiken auf, die Jessica Benjamin (2004, 2018) in ihrem Konzept des »Doer-Done to« beschreiben hat: Beide Teilnehmer haben das Gefühl, dass der jeweils andere einem etwas antut. Beide sind Spiegelbilder füreinander.

Enactments werden zunehmend als kraftvolle Manifestationen des intersubjektiven Prozesses und als unvermeidliche Ausdrucksformen komplexer, wenn auch weitgehend unbewusster Selbstzustände und Beziehungsmuster verstanden (Ginot, 2007). Anstatt Hindernisse für die Behandlung zu sein, bieten Enactments »eine Möglichkeit, tief in traumatisierte Bereiche vorzudringen« (Cassorla, 2018, S. 158).

Nonverbale Kommunikation und Enactments

Melanie Kleins (1972) einst geheimnisvolles, rätselhaftes und *phantasmatisches* Konzept der projektiven Identifizierung im Sinne einer »Deponierung« bestimmter ungewollter Teile des Selbst im Anderen und der darauffolgenden Manipulation dieser

Person, womit dieser Anteil *ausagiert* oder *aktualisiert wird*, wird in der relationalen Psychoanalyse theoretisch und klinisch viel einleuchtender verstanden als eine Form der »impliziten Kommunikation von rechter zu rechter Gehirnhälfte«. Schore (2007) stellt diese implizite nonverbale Kommunikation in den Mittelpunkt der therapeutischen Beziehung. Die implizite therapeutische Beziehung wird durch unwillkürliche, unbewusste Transaktionen zwischen den impliziten Selbsten von Patient und Therapeut ko-konstruiert. Diese sich gegenseitig beeinflussenden, unbewussten Kommunikationen sind der Kern der therapeutischen Begegnung und bilden das Unbewusste der Beziehung. Die implizite Kommunikation ist zudem das primäre Mittel, durch das das Vertrauen und die therapeutische Allianz hergestellt werden.

Diese Daten stützen die Annahme, dass die präverbalen Elemente der Sprache – Intonation, Tonfall, Kraft und Rhythmus – Reaktionen hervorrufen, die aus der frühen Eltern-Kind-Beziehung stammen. In der neueren Literatur zum psychotherapeutischen Kontext kommt Andrade (2005) zu dem Schluss: »Es ist der affektive Inhalt der Stimme des Analytikers – und nicht der semantische Inhalt –, der sich auf den Speicher der impliziten Erinnerungen des Patienten auswirkt« (S. 683).

Wie schon Patrick Casement (1985, S. 3) vor längerer Zeit festgestellt hat, ist es üblich, dass Therapeuten sich selbst in der Rolle sehen, das Unbewusste des Patienten zu verstehen. Was häufig nicht anerkannt wird, ist die Tatsache, dass auch der Patient das Unbewusste des Therapeuten liest, wissentlich oder unwissentlich. Russell Meares (2012, S. 124) beschreibt in ähnlicher Weise, dass nicht nur der Therapeut, sondern auch der Patient unbewusst durch eine Reihe leichter und in manchen Fällen unterschwelliger Signale beeinflusst wird. Details der Körperhaltung, des Blicks, des Tonfalls und sogar der Atmung des Therapeuten werden unbewusst registriert und verarbeitet. Die Rolle der flüchtigen Gesichtsausdrücke ist zudem ein wichtiger Indikator für den Übertragungs-Gegenübertragungsprozess. Ein auf diese nonverbale Ebene fokussierter Therapeut oder Analytiker kann diese Verarbeitung in einer vorteilhaften Weise nutzen und eine Veränderung des Zustands des Patienten ohne oder zusätzlich zum Gebrauch von Worten bewirken. Die repetitiven und impliziten Kommunikationsprozesse, die ich beschrieben habe, könnten einige Analogien zu den Veränderungen in affektiven und interaktiven Verbindungen aufweisen, die Lyons-Ruth (1999) als »implizites relationales Wissen« bezeichnet. Wir können dies auch als eine Form der »verkörperten szenischen Darstellungen« begreifen.

Das relationale Unbewusste als »Zwei-Personen-Unbewusstes«

All dies bildet in der analytischen oder therapeutischen Begegnung die »musikalische Dimension« der Übertragung (Mancia, 2006). Diese Dimension wurde von Stephen Knoblauch (2000) auch als »musikalischer Rand des therapeutischen Dialogs« beschrieben, im Sinne einer »gemeinsamen musikalischen Aufführung« des analytischen Paares. Nach Ansicht des Autors weist diese Dimension Analogien zu den Vorgängen beim Jazz auf. Wilma Bucci zieht für die nonverbale Choreographie des therapeutischen Austauschs die Metapher des gemeinsam Tango-Tanzens heran. Wie die psychodynamische Beziehung erfordert auch der Tango »Vertrauen, Einstimmung, Präsenz und Bewusstheit, da beide Partner sich ständig gegenseitig ausbalancieren und das Gewicht des anderen teilen« (2021, S. 217).

Der Mechanismus der intersubjektiven unbewussten Kommunikation war lange Zeit ein Thema, von dem die Psychoanalyse sowohl fasziniert als auch verwirrt und das der Verleugnung unterworfen war. Schore schließt sich dem berühmten Diktum Freuds (1915, S. 293) an: »Es ist bemerkenswert, dass das Unbewusste eines Menschen mit Umgehung des Bewusstseins auf das Unbewusste eines anderen reagieren kann« (siehe auch Tiedemann, 2022). An anderer Stelle (Freud, 1912) verwendet Freud die Analogie eines Telefons und seines Hörers, um die unbewusste Kommunikation zwischen dem Analytiker und seinem Patienten zu beschreiben. Ein Jahr später schreibt er, dass »jeder Mensch in seinem eigenen Unbewussten ein Instrument besitzt, mit dem er die Äußerungen des Unbewussten beim anderen zu deuten vermag« (Freud, 1913, S. 445). Dies beschrieb er an anderer Stelle als die »gleichschwebende Aufmerksamkeit« (Freud,

1912, S. 307), die Sandler (1976) durch die »frei schwebende Responsivität« ergänzte und sie damit interpersonalisierte.

Neuropsychoanalytisch können diese Zitate Freuds als eine Kommunikation von rechter zu rechter Gehirnhälfte, von einem relationalen Unbewussten zum anderen verstanden werden. Dank der Beiträge der Neurobiologie und der Säuglingsforschung ist die unbewusste Kommunikation kein Geheimnis mehr. Obwohl die Analytiker in der Vergangenheit diesen unbewussten Kommunikationsprozess erkannten, wurde er als etwas Geheimnisvolles und Okkultes, fast Telepathisches angesehen. Dies erklärt auch, warum sich zunehmend Psychotherapeuten mit der Unmittelbarkeit des Hier-und-Jetzt-Moments beschäftigen, da die Übertragung und Gegenübertragung als ein Wahrnehmungs-Handlungs-Zyklus betrachtet werden kann, eine Ko-Kreation, in der beide ihr Unbewusstes aktualisieren. Mit anderen Worten: Psychodynamische Therapie ist nicht mehr eine »Redekur«, wie es eine der frühesten Patientinnen Sigmund Freuds, »Anna O.«, bezeichnete, sondern eine »Kommunikationskur« oder »Interaktionskur« – und Enactments spielen zwangsläufig eine zentrale Rolle dabei.

Projektive Identifizierung als nonverbales Kommunikationssystem von Enactments

Nach Bromberg (2006), mit dem Schore eine enge theoretische und klinische Verwandtschaft aufweist (siehe Schore, 2011) und die gegenseitig ihre Werke zitieren, ist die projektive Identifizierung »ein Kernelement des Enactments« (ebd., S. 185). Schore verdeutlicht dies neurophysiologisch, indem er davon ausgeht, dass hier die von Augenblick zu Augenblick stattfindende implizite nonverbale Kommunikation innerhalb eines Enactments stattfindet, buchstäblich in einem Sekundenbruchteil. Das Gespräch zwischen zwei limbischen Systemen, das während des Enactments abläuft, ist eine Konversation zwischen zwei rechtslateralen limbischen und autonomen Nervensystemen (Schore, 2011).

Im Falle der projektiven Identifizierung, wie Schore (2007, 2012) diesen Mechanismus versteht, werden unerträgliche

Affektzustände und Selbstanteile mittels dissoziativer Abwehr und aus Angst vor retraumatisierender Affektüberflutung über nonverbale Kanäle dem Gegenüber vermittelt und dort an dem impliziten Selbst des Therapeuten »andocken«. Die Hauptfunktion dieses Mechanismus ist nach Schore die Regulierung der präverbalen Emotionen (ebd., S. 170).

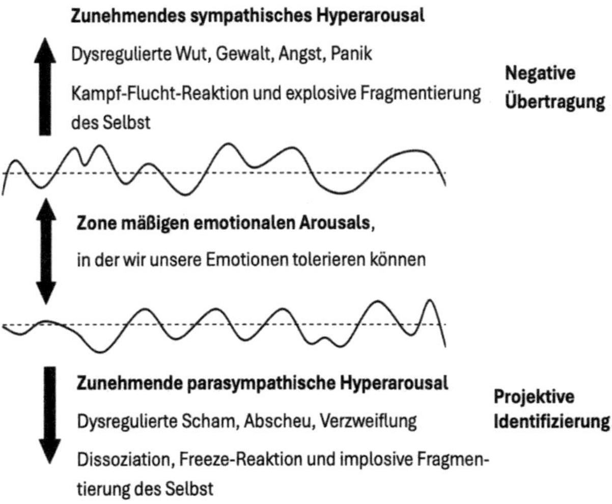

Abbildung 2: Negative Übertragung und projektive Identifizierung

Mutuelle Enactments

Der Mechanismus, der das Enactment vermittelt, wird gemeinhin als projektive Identifizierung verstanden. Von »mutuellen Enactments« sprechen wir, wenn *beide* Teilnehmer der therapeutischen Dyade in einem symmetrischen Enactment mit ihrer jeweiligen Affektregulierung und deren Aussetzen (im Sinne einer gegenseitigen projektiven Identifizierung) verwickelt sind. Die Wiedererweckung der unbewussten Erinnerungen an das kindliche Trauma und die Bezogenheit erfolgt in einem Enactment und ist häufig durch eine *intensive negative Übertragung* gekennzeichnet. Wichtig ist es hierbei, im Kopf zu behalten, dass das intersubjektive Feld als kontinuierliches, reziprokes, wechselseitiges Einflusssystem begriffen wird, in der beide Affektregulierungsebenen aktiviert werden, die *Selbstregulierung* und die *interaktive Regulierung* (Hill, 2015, 2025). Die interaktive Regulierung wird in der frühen Kindheit verinnerlicht, ebenso wie diese in der späteren psychodynamischen Behandlung vom Patienten die Grundlage dessen liefert, was verinnerlicht wird.

In einer von beiden Seiten des therapeutischen Paares mit ihren jeweiligen relationalen Unbewussten ausgedrückten Verwicklung im Sinne eines Enactments steht auf dem Spiel, ob es lediglich zu einem Re-Enactment und somit zu einer möglichen Re-Traumatisierung kommt oder ob durch das Bemerken, Aufgreifen und Durcharbeiten der in Szene gesetzten Dimension eine neue relationale Erfahrung gemacht werden kann.

Die unsicheren inneren Arbeitsmodelle, die die Patienten in die Therapie mitbringen, erzeugen negative Erwartungen, Fehlwahrnehmungen von sich selbst und anderen, Überempfindlichkeit und Reaktivität auf Fehlanpassungen, chronisch dissoziierte Bewusstseinszustände, dissoziierte Inhalte und defensive Objektbeziehungen. Für manche Personen ist die therapeutische Beziehung ein geschützter Ort, an dem es sicher ist, Liebe und Hass zu erleben, die sonst nicht ausgedrückt werden können. Dieser direkte Ausdruck von Liebe und Hass stellt den Therapeuten vor gewisse Probleme, da unser *Körper* in seiner Reaktion auf die Affekte des Patienten keinen Unterschied zwischen Individuen im normalen Leben und denen im therapeutischen Rahmen macht. Wir reagieren alle auf eine komplementäre, wenn auch idiosynkratische Weise: Der Hass des Patienten, die Liebe des Patienten und in einigen Fällen die sexuelle Erregung werden in uns eigene affektive Reaktionen hervorrufen, deren genaue Art natürlich variiert.

Es gehört zu den »Spielregeln«, dass wir versuchen, diese komplementäre Reaktion nicht zu kommunizieren, oder zumindest tun wir dies auf eine maßvolle Weise, die den Interessen der Behandlung dient. Anne Alvarez (1999) sprach in diesem Zusammenhang den wichtigen klinischen Grundsatz aus, dass »die Patienten das Recht haben, uns in ihrem emotionalen Gepäck die schlechten Objekte mitzubringen und diese mit uns zu untersuchen und zu erleben« (S. 214). Diese manifestieren sich als negative Übertragung in der impliziten therapeutischen Be-

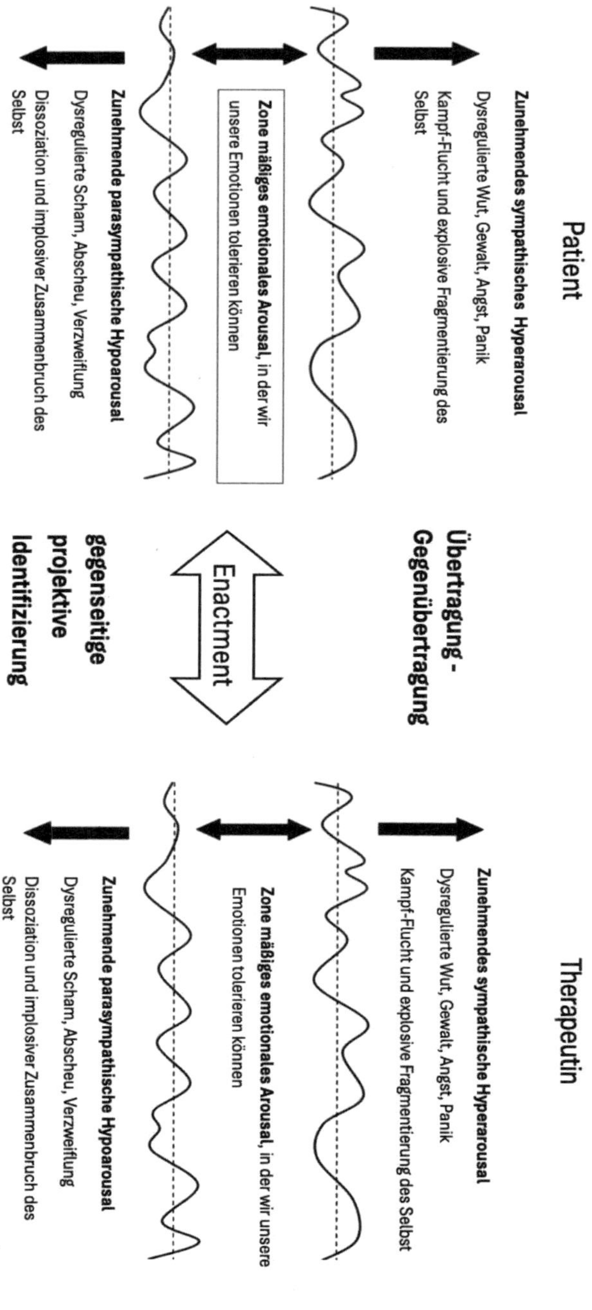

Abbildung 3: Mutuelles Enactment

ziehung und stören den therapeutischen Prozess. Die Stärkung der Affekttoleranz und die Erhöhung der emotionalen Resilienz sind grundlegende Ziele der Affektregulationstherapie. In diesem Sinne findet implizites therapeutisches Handeln an den Grenzen der Toleranz der Patienten gegenüber Hyper- und Hypoarousal statt.

Schore (2012) betont, dass auf der grundlegenden Ebene die intersubjektive Arbeit der Psychotherapie nicht dadurch definiert wird, was der Kliniker für den Patienten *tut* oder zu ihm *sagt* (Fokus der linken Gehirnhälfte). Vielmehr besteht der Schlüsselmechanismus darin, *wie* man mit dem Patienten zusammen ist, insbesondere in affektiv belastenden Momenten, wenn das implizite Kernselbst des Patienten in Echtzeit zerfällt (Fokus der rechten Gehirnhälfte).

Die Kunst und Praxis der psychodynamischen Psychotherapie

Wie verändert die dargestellte zeitgenössische Sichtweise der Psychoanalyse der dyadischen, intersubjektiven Systeme die klinische Haltung, die wir im Behandlungszimmer annehmen? Wie bereichert diese Perspektive den klinischen Umgang mit mutuellen Enactments? Allgemein gesprochen, sind in einer dyadischen Systemsicht innere und relationale Prozesse ko-konstruiert und gleich wichtig (Beebe & Lachmann, 2003). Selbstregulierungsprozesse und Fremdregulierungsprozesse treten in einer wechselseitigen, sich gegenseitig durchdringenden Weise zusammen auf, wobei jeder den Erfolg des anderen beeinflusst. Umgekehrt werden die Interaktionsmuster entscheidend durch die Selbstregulierungsbereiche beider Partner beeinflusst. In engem Zusammenhang mit der dyadischen Affektregulierung bezieht das Konzept der Ko-Konstruktion der analytischen Erfahrung den Behandler in jeden Aspekt der Therapie mit ein. Aus einer relationalen Perspektive heraus betrachtet, kann kein Moment als reine Übertragung oder Projektion des Patienten oder als reine Gegenübertragung oder projektive Identifizierung des Therapeuten abgetan werden. Die Sichtweise der Ko-Konstruktion des Enactments verändert auch unser übliches Verständnis von der Subjektivität des Behandlers im psychodynamischen Prozess grundlegend.

Unaufgelöste und nicht bearbeitete Enactments behindern häufig den therapeutischen Fortschritt und untergraben das therapeutische Bündnis. Sie sind meines Erachtens auch der Hauptgrund für Therapieabbrüche, zähe therapeutische Sackgassen und unreparierte Brüche in der therapeutischen Beziehung. Die Auflösung von Enactments offenbart eine reiche therapeutische Quelle an dissoziiertem Material und kann Wendepunkte in der therapeutischen Beziehung markieren. Es wird davon ausgegangen, dass Enactments während einer Sitzung oder im Verlauf von Wochen oder sogar einer ganzen Behandlung auftreten. Sobald sie entdeckt sind, werden sie reflektiert und erforscht: Was ist passiert? Was hat es für den Patienten und (falls der Therapeut dazu neigt) für den Therapeuten bedeutet? Was sagt es über die Beziehung und das Selbstverständnis des Patienten in dieser konkreten Beziehung aus? Was sind die Ursprünge?

Die *selbstreflexive Empfänglichkeit* dem Patienten, sich selbst und der Interaktion gegenüber ist, wie Mitchell (2005) deutlich hervorhebt, eine hohe Kunst – die Kunst, sich auch außerhalb der Sicherheit vermittelnden Rolle des Experten zu bewegen und das Ungewisse nicht nur zu ertragen, sondern sogar schätzen und genießen zu lernen. »Wir haben uns offenbar festgefahren. Versuchen wir doch einmal herauszufinden, wie es dazu gekommen ist«, könnte der interpersonal-relationale Therapeut fragen.

Schores Verständnis von Enactments konzentriert sich, wie dargestellt, auf die sekundenschnellen Übertragungen von dysregulierten, dissoziierten Affekten (Schore, 2003, 2012; Bromberg, 2011). Sie offenbart, was in einem Enactment auf dem Spiel steht: Ist der Therapeut in der Lage, den ausgedrückten Affekt zu tolerieren und den Patienten zu regulieren oder nicht? Was sind die Auswirkungen solcher Transaktionen auf die therapeutische Beziehung? Welche Auswirkungen haben solche Erfahrungen auf das innere Arbeitsmodell und auf das primäre affektregulierende System in seinem Kern?

Aus der Perspektive der relationalen Affektregulationstheorie sind die interessantesten Aspekte von Enactments diejenigen, die mit einem Beziehungs- oder Entwicklungstrauma zusammenhängen. Erinnern wir uns daran, dass es hier um ein dysreguliertes Selbst geht, das auf der Suche nach Bindung durch eine fehlangepasste Bindungsperson weiter dysreguliert und beschämt wird. In der Behandlung tritt dies auf, wenn ein Patient dysreguliert wird und Affekte äußert, die den Therapeuten dysregulieren, der dann wiederum nicht in der Lage ist, mit dem Patienten in Verbindung zu treten und ihn zu regulieren. Hill (2015) drückt dies treffend aus, wenn er schreibt: »Den Patienten zu helfen, reguliert zu bleiben, während sie ihre Aufmerksamkeit auf Dinge richten, die sie normalerweise dysregulieren würden, ist eine der Künste der Psychotherapie« (S. 38).

Psychodynamische Arbeit mit Selbst-Zustandswechseln

Die Zustandsveränderung beim Therapeuten von reguliert positivem Affekt hin zu dysreguliert negativem – oder anders herum – wird häufig prosodisch und mikromimisch-visuell vermittelt, falls die Mitglieder der Dyade einander gegenübersitzen. Solche Kollisionen, mutuellen projektiven Identifizierungen und Enactments, in denen beide Teilnehmer der therapeutischen Dyade dysreguliert sind, können Wiederholungen relationaler Traumata (von beiden) darstellen, bei denen die Bindungsbeziehung zerrissen und nicht wiederhergestellt wird. Was dann geschieht, bestimmt, ob die Erfahrung iatrogen oder therapeutisch mutativ ist. Für den Behandler kann es daher extrem hilfreich sein, darüber zu reflektieren, ob er in der Lage ist, eine Situation emotional auszuhalten – oder nicht. Wie und wann ist es dem Behandler möglich, diese Schwelle im eigenen Erleben zu erkennen und therapeutischen Nutzen aus ihr zu ziehen?

Die Fähigkeit des Therapeuten, die negativen Zustände ausreichend autoregulieren zu können und als ein interaktiver und affektiver Regulator für den Patienten zu benutzen, ist keine leichte Sache. Das defensive Überwechseln vom rechtshemisphärischen auf einen linkshemisphärischen Status durch verbale Deutungen ist meist Teil des sich anbahnenden Enactments. Entsprechend hat Plakun (1999) die Zurückweisung der Übertragung durch den Therapeuten, insbesondere der negativen Übertragung, als beginnende Manifestation eines Enactments beschrieben. Oft ist es diese therapeutische Fehlabstimmung, die das Enactment wenn nicht heraufbeschwört, so doch anwachsen lässt. Wie jeder Therapeut weiß, sind wir dazu verdammt, das zu wiederholen, was wir nicht verstehen, was wir nicht sagen können. Enactments können bei Durcharbeitungsprozessen zu einer interaktiven Wiedergutmachung (Tronick, 2007) führen. Dies hängt jedoch stark von der Fähigkeit des Therapeuten ab, die negativen Affekte in sich selbst zu erkennen und zu regulieren.

Ein altes Sprichwort der Tiefenpsychologie besagt, dass kein Patient ein größeres Maß an Heilung erreichen kann, als sein

Therapeut erreicht hat. Mit den modernen wissenschaftlichen Erkenntnissen von Schore (2007, 2019a, 2019b) können wir dies noch spezifischer ausdrücken: Die unbewusste rechte Gehirnhälfte des Patienten kann sich nur so weit entwickeln, wie die rechte Gehirnhälfte des Therapeuten sie tragen und ihr beim Regulieren helfen kann.

Intrinsische Selbstverborgenheit von Enactments

Aufgrund der »intrinsischen Selbstverborgenheit« von Enactments (Potthoff, 2022, S. 59) kommen darin zwangsläufig auch unsere eigenen Pathologien zum Vorschein, die auch trotz Lehrtherapie oder -analyse nicht ausgeklammert werden können. Es ist aber nicht nur diese *selbstreflexive Responsivität für den intersubjektiven Austausch*, die eine relationale Therapie oder Analyse ausmacht, sondern auch die *spontane, emotionale Expressivität*, die zu zentralen technischen Mitteln des Therapeuten werden, obwohl Relationale den Begriff »Technik« lieber durch »Haltung« oder »Stil« ersetzen würden.

Aus der Perspektive einer Enactment-basierten Psychotherapie geht es darum, die abgespaltenen, nicht erinnerten Erfahrungen wieder aufzusuchen, die als »implizite Erinnerungen« in das ebenfalls implizite Beziehungswissen in der Psyche und vor allem im Körper kodiert sind, in den dissoziierten Selbstzuständen, die in der Gegenwart des Therapeuten als Ko-Akteur und gleichzeitig Zeugen wieder erlebt werden müssen (Bromberg, 2006; Stern, 2010; Benjamin, 2018).

Die zentralen klinischen Fragen bezüglich des emotionalen Umgangs mit Enactments lauten demnach: Kann der Therapeut, wenn seine eigenen emotionalen Themen und Wunden berührt werden, seine Emotionen und Schamdynamiken gut genug regulieren, um mit seinem Patienten verbunden zu bleiben? Kann der Therapeut ertragen, was in seinem eigenen Körper vor sich geht, wenn er die hassende Ablehnung, die eruptive Wut und das physiologischen Hyperarousal des Patienten widerspiegelt? Kann er ertragen, was in seinem eigenen Körper vor sich geht, wenn er die Scham, die Dissoziation und den Hypoarousal seines Patienten widerspiegelt?

Psychodynamische Arbeit an den Rändern der Affektregulierung

Die Psychotherapie und Psychoanalyse früher relationaler Traumata hat zwei Formen: die kurzzeittherapeutische, symptomreduzierende sowie die langzeittherapeutische, wachstumsfördernde Behandlung der psychodynamischen Verfahren (tiefenpsychologisch fundierte und analytische Psychotherapie). Nur Letztere kann meines Erachtens die zugrunde liegende Dynamik der rechten Gehirnhälfte verändern, die die Affektdysregulation und die zwischenmenschlichen Defizite der pathologischen Regression vorantreibt und die dissoziative Abwehr direkt reduziert. Eine langfristige Behandlung bietet die Möglichkeit, rechtslaterale, unbewusste innere Arbeitsmodelle der Bindung zu verändern, um die Strategien der Affektregulierung zu kodieren.

Das klinische Prinzip der »Arbeit an den regulatorischen Grenzen« kommt in diesem Diktum zum Ausdruck: *Der feinfühlige, ausreichend empathische Therapeut erlaubt dem Patienten, hoch belastende dysregulierende Affekte in affektiv erträglichen Dosen im Kontext einer sicheren Umgebung erneut zu erleben, sodass überwältigende traumatische Gefühle reguliert und in das Gefühlsleben des Patienten integriert werden können.* Sobald wir in diese äußeren emotionalen Bereiche – die »Gefahrenbereiche« – gelangen, befinden wir uns in einem derart dysregulierten Zustand von entweder Über- oder Untererregung, in dem wir nichts Neues lernen können. Nur wenn wir an den Rändern dessen arbeiten, was wir tolerieren können (dargestellt in Abbildung 3 durch die kräftigen, unregelmäßigen, oszillierenden Linien), können wir emotional wachsen. Indem wir an diesen *sicheren, aber nicht zu sicheren Grenzen* arbeiten, lernen wir, mit intensiven Emotionen umzugehen und sie zu regulieren.

Dieses Lernen wird durch das Knüpfen neuronaler Verbindungen zwischen der rechten Amygdala und dem rechten orbitofrontalen Kortex verkörpert. Chaostheoretisch ausgedrückt, bedeutet dies: Am fruchtbaren Rand des Chaos entstehen spontan Neues und größere Systemkomplexität. Ob in Form von Gehirnen, einzelnen Menschen oder gekoppelten Beziehungen: Systeme, die sich am kritischen Rand des Chaos befinden, sind am gesündesten, weil sie am flexibelsten und anpassungsfähigsten sind und am besten auf Umweltveränderungen reagieren können (Marks-Tarlow, 2011; Siegel, 1999). Die Chaostheorie liefert dabei ein Modell für diskontinuierliches, nichtlineares Wachstum. Wenn wir die Chaostheorie für ein Krankheitsmodell heranziehen, können wir uns vorstellen, dass die Pathologie durch sich wiederholende, unveränderliche Interaktions- sowie Denk- und Gefühlsmuster gekennzeichnet ist.

Enactments tragen dazu bei, das Patienten-Therapeuten-System weiter aus dem Gleichgewicht zu bringen, in jene hoch energetisierte Zone, in der tiefe Transformation möglich wird (Marks-Tarlow, 2015, S. 133). Bromberg (2006, S. 4) weist in einer wichtigen Unterscheidung darauf hin, dass die therapeutische Beziehung sich »sicher, aber nicht vollkommen sicher« anfühlen muss, was bedeutet, dass der Patient bewusst einen gewissen affektiven Stress ertragen muss. Eine Therapie, die immer im linken Hirnfenster leichter bis mittlerer Erregung bleibt, wäre daher »zu sicher« und würde keinen Zugang zu belastenden Affekten und einer möglichen nachfolgenden Regulierung bieten. Die Entwicklung eines Selbstgefühls des Patienten, das gleichzeitig fließend und robust ist, hängt davon ab, wie gut die Fähigkeit zur Affektregulierung und die affektive Kompetenz im Durcharbeiten der Enactments erreicht wurde.

Am folgenden Fallbeispiel lassen sich die oben theoretisch angeführten Aspekte der projektiven Identifizierung, der negativen Übertragung und Gegenübertragung, des darauffolgenden mutuellen Enactments und dessen Aufarbeitung darstellen.

> Frau M. ist zu Beginn der Behandlung 28 Jahre alt, ledig und arbeitet als Erzieherin. Sie wartet beim Erstkontakt mit einer Reihe von Symptomen auf: Panikattacken, immer wieder aufflammende Todesängste, Ängste vor Terrorangriffen, Selbstverletzungen mit Rasierklingen an den Unterarmen. Sie sagt einen Satz, der mir bis ins Mark fährt, vielleicht auch aufgrund der dissoziativen Unbeteiligtheit, mit dem sie ihn ausspricht: »Ich will nicht sagen, dass mein Vater gewalttätig ist, aber ich wurde von ihm in der Pubertät geschlagen und habe mich auch selbst verletzt deswegen. In unserer Familie werden Konflikte nie verbal gelöst.« Der Satz ist so verwirrend wie schockierend

in seiner Aussage. Was will sie mir damit sagen, indem sie mir versichert, dass sie nicht sagen will, dass der Vater gewalttätig war – obwohl er sie offenbar geschlagen hat? Dass es in ihrer Vorstellung zwei Väter gibt, den einen, der sie geschlagen hat, und den anderen, über den sie das »nicht sagen« will – weil sie ihn vielleicht als »gut« im Sinne von »idealisiert« erhalten muss und musste? All diese Fragen gehen mir durch den Kopf, während ich ihr zuhöre.

Nach ihrer Fähigkeit befragt, Gefühle in sich zu behalten, sie zu »verdauen«, oder sie impulsiv auszuleben zu müssen, sagt Frau M.: »Ich gehe eigentlich *nie* aus dem Kleister. Bis ich wütend werde, dauert das sehr, sehr lange …« Ich höre da einerseits etwas Triumphales, andererseits etwas Drohendes heraus, vergesse dies aber sehr schnell, weil sich die Patientin der Analyse geradezu unterwirft, oder anders ausgedrückt: »brav mitmacht«. Wirklich *emotional* wird es nicht zwischen uns. Sie berichtet im folgenden Jahr (modifizierte Analyse im Sitzen) einiges von sich, ihren Problemen bei der Arbeit und ihrer Unzufriedenheit mit dem Partner, aber sie »berichtet« eben nur. Sie spricht *über* ihre Gefühle, aber keineswegs *aus* ihren Gefühlen heraus. Es entstehen keine Krisen, keine Verwicklungen, aber ich fühle mich auch nicht wirklich »verwendet« im Winnicott'schen Sinne der »Objektverwendung«, eines »Sich-als-wirkliches-Gegenüber-Erweisen«. Sie und auch ich bleiben in einer Art »Sicherheitsabstand«. Man könnte im Nachhinein auch sagen: In einer Art kollusiven Verstrickung im Sinne eines unbewussten Nicht-Angriffs-Pakts.

Die kurze Szene, die dem krisenhaften Enactment vorangeht, spielt sich etwa eineinhalb Jahre nach Beginn der Behandlung ab. In den Stunden vor der besagten Krise erzählt mir Frau M. aufgeregt, dass sie »aus dem Kleister gegangen sei«, als sie ihren Freund nicht telefonisch habe erreichen können. Sie sagt: »Er kann oder er will mir nicht das geben, was ich brauche. Er kann überhaupt keine Nähe zulassen.« Noch dieser Aussage nachhängend und überlegend, was sie *mir* damit in der Übertragung sagen will, sagt sie im Brustton der Überzeugung: »*Ich* habe ja kein Problem, Nähe zuzulassen!« Ich bin schockiert über das Ausmaß des blinden Flecks der Patientin und der Intensität der Verleugnung und projektiven Identifizierung, das heißt über die Zuschreibung ihrer eigenen abgespaltenen Gefühle und der Unterbringung in ihrem Gegenüber.

Die kommende Stunde sagt sie kurzfristig ab, ohne einen Grund zu nennen. Sie erscheint in der folgenden Stunde, wirkt kalt-abweisend und abwesend, schaut unbeteiligt aus dem Fenster, spricht mit keinem Wort die abgesagte Stunde und das anfallende Ausfallhonorar an. Ich frage sie, was es ihr schwer gemacht habe, zur letzten Stunde zu kommen. Sie antwortet: »Ich musste arbeiten.« Sie verstummt danach wieder und schaut unbeteiligt aus dem Fenster. Inzwischen bin ich ratlos und genervt, dass sie mich auch nach wiederholtem Nachfragen wie an »Teflon« abperlen lässt.

Die Genervtheit und der langsam wachsende Ärger veranlassen mich, sie zu fragen, wie das ist, dass sie das Ausfallhonorar zahlen müsse. (Vielleicht wollte ich an der Stelle meine Hilflosigkeit und mein Gefühl, dass sie mich am ausgestreckten Arm »verhungern« lässt, in eine latent sadistische Bemerkung umwandeln.) Sie sagt, für mich vollkommen überraschend, dass wir nie eine Ausfallhonorarregelung abgemacht hätten. Langsam aber sicher schwillt mir sozusagen der »Kamm« und ich konfrontiere sie damit, dass wir das durchaus am Anfang der Behandlung ausgemacht hätten und sie dem auch zugestimmt habe. Sie zuckt mit den Schultern, sagt, dass sie es wohl vergessen habe, und fügt noch trotzig-provokant hinzu: »Ist doch nicht mein Problem, wie Sie zu ihrem Geld kommen …«

In diesem Moment fahre ich emotional aus meiner »professionellen Haut«, gehe »aus dem Kleister« und sehe rot. Ich blaffe sie ärgerlich an, dass das *durchaus* ihre Verantwortung sei und dass ich das unverschämt fände. Ich bin richtig in Rage (was ich genau gesagt habe, erinnere ich nicht mehr so genau, ich weiß nur noch, dass ich mich wie neben mir stehend und gleichzeitig schäumend vor Wut erlebt habe). Sie schaut mich die ganze Zeit süffisant-überheblich an, was für meine Wut natürlich Öl ins Feuer gießen bedeutet. Nachdem ich meine Tirade beendet habe, schaut sie mich provozierend das erste Mal in der Stunde mit funkelnden Augen direkt an und sagt: »Mein Vater hätte mir jetzt eine geknallt – aber richtig!« Dabei schmunzelt sie eigenartig triumphierend.

Ich selbst war subjektiv in dem Moment und danach von einer Welle unterschiedlicher Gedanken, Gefühle und Erinnerungen überspült: Einerseits bestand plötzlich eine enorme Nähe zwischen uns beiden – allerdings eine *ungute* Nähe, ein Machtkampf, eine Kollusion. Ich fühlte mich in dem Moment tatsächlich *wie* ihr Vater, der einen gewalttätigen Impuls ihr gegenüber hatte. Gleichzeitig tauchten in mir eigene Szenen aus *meiner* Kindheit, dem Machtkampf mit *meinem* Vater auf.

In diesem emotional äußerst dichten intersubjektiven Moment verwischte sich die Grenze zwischen Dort-und-Damals und Hier-und-Jetzt fast vollkommen. Ich war mit Frau M. einerseits äußerst intensiv im Hier und Jetzt und *gleichzeitig* war jeder von uns beiden im Dort und Damals mit unseren jeweiligen Vätern in einem Machtkampf verhakt. Aber als ob das nicht schon an emotionaler Intensität reichen würde, kam noch eine andere Dimension spürbar in den Vordergrund: meine Scham darüber, so emotional aus meiner »professionellen Haut« gefahren, so »aus dem Kleister gegangen zu sein«.

Wie lange wir schwiegen, weiß ich nicht mehr, ich weiß nur, dass es sich wie eine Ewigkeit anfühlte. An was ich mich erinnern kann, war ein von mir geäußertes, bestürztes: »Das müssen wir verstehen, was gerade zwischen uns passiert ist!« Und das taten wir in der darauffolgenden und den weiteren Stunden: das vorsichtige Verstehen und Erforschen dessen, was sich *live* zwischen uns intensiv und emotional in Szene gesetzt hatte.

Ein Zeitsprung: Frau M. denkt über ihre Therapie nach, die sich langsam aber sicher dem Ende nähert. »Ich habe mich eineinhalb Jahre hier nicht wirklich gezeigt … Ich habe wirklich lange gebraucht, um mich zu öffnen.« Ich frage sie, ob das vielleicht auch ein unbewusster Beziehungstest gewesen sei, ob ich vertrauenswürdig sei. Sie antwortet: »Mir fällt da die Geschichte damals mit dem Ausfallhonorar ein. Wie Sie reagierten in Bezug auf Wut. Sie hätten rumschreien können. Sie hätten sagen können: ›Das war's jetzt!‹ Ehrlich gesagt – das weiß ich jetzt, damals wusste ich das nicht wirklich – habe ich mir fast *gewünscht*, dass Sie mich rausschmeißen. Ich habe

Sie ziemlich provoziert, als ich gesagt habe: ›Ich bin ja nicht verantwortlich, wie Sie an ihr Geld kommen!‹ Das war der Punkt, an dem Sie energischer gesprochen haben … Na ja, eigentlich sind Sie ganz schön aus dem Kleister gegangen … Die Szene mit meinem Vater wäre nicht so glimpflich verlaufen … Aber so haben Sie den ›Beziehungstest‹, wie Sie das nennen, bestanden, weil Sie so reagiert haben, wie Sie reagiert haben. Durchgefallen wären Sie, wenn Sie den Raum verlassen hätten. Im Nachhinein hätte es mir dann wahrscheinlich leidgetan. Aber es wäre auch ein Triumph gewesen. Ich hätte Sie nicht mehr ernst genommen. Das Machtgefühl hätte sich verschoben, ich hätte gewusst, welche Knöpfe ich hätte drücken müssen. Ähnlich wie mit meinem Vater: Körperlich hat er die Situation beherrscht, aber durch die Gewalt hat er sich damit ins Aus geschossen. Ich wusste immer, welche Knöpfe ich drücken musste. Und habe sogar Prügel dafür in Kauf genommen.«

»Wenn Sie hingegen *gar nicht* emotional reagiert hätten oder vielleicht sogar mitfühlend gewesen wären«, fährt sie fort, »hätte ich Sie wahrscheinlich auch nicht mehr ernst nehmen können … Dann wären Sie für mich uninteressant gewesen, mein ›Therapeut‹ halt …« Sie fährt nachdenklich nach einem langen Schweigen fort: »Wenn ich so darüber nachdenke: Eigentlich gab es für Sie überhaupt keine richtige Möglichkeit, den Test von mir zu bestehen. Wenn Sie genauso wie mein Vater auf meine Provokation reagiert hätten, hätte sich meine Vermutung bestätigt, dass Sie genau sind wie alle anderen. Das wäre irgendwie ein Triumphgefühl, ein ›Siehste-Gefühl‹, ein Erfolg, dass ich mit meinem Misstrauen richtig liege … Aber gleichzeitig wäre das ein totaler Misserfolg gewesen: Das wäre dann wieder genau das, was ich kenne und weshalb ich eigentlich hergekommen bin.«

Was in dieser Rückschau auf die entscheidenden, transformierenden Erfahrungen der Patientin in der Therapie deutlich wird, ist das Durchleben dieses zentralen Enactments mit all den mit ihm verbundenen biografischen Verwurzelungen und Glaubenssätzen und dadurch das Aufbauen einer affektiven Resilienz und verbesserten Mentalisierungsfähigkeit.

Enactments durcharbeiten und affektive Resilienz aufbauen

Die affektive Resilienz ist eine weitere wichtige Dimension der Regulierungskapazität. Bromberg (2006) formuliert pointiert, dass »die Therapie fortschreitet mit der Aufgabe des Therapeuten, zu versuchen, die Verarbeitung sicherer und sicherer zu machen, so dass die Toleranz der Person für potenzielle Affektüberflutung steigt« (S. 79). Diese Fähigkeit, sich in Zuständen hoher emotionaler Erregung mit Worten auszudrücken, ist eine wichtige Errungenschaft der Selbstregulation. Das Ergebnis eines erfolgreichen Wiederherstellungsprozesses besteht darin, dass das gegenseitige empathische Band zwischen Patient und Therapeut stärker und für wiederholte Brüche weniger anfällig wird, wie im obigen Beispiel deutlich wird.

Solche Unterbrechungen des Arbeitsbündnisses, die sich besonders während Enactments ereignen, beeinträchtigen die Affektregulierung *beider* Seiten: In einem solchen Moment wird der Durcharbeitungsprozess zu einer *interaktiven Wiedergutmachung* und hängt stark von der Fähigkeit des Therapeuten ab, den negativen Affekt in sich selbst zu erkennen und zu regulieren. Der Umgang mit dem negativen Affekt und der negativen Übertragung des Patienten, der eine negativ getönte Gegenübertragung herbeiführt, ist der schwierigste Teil der Behandlung. Die Belastbarkeit des Therapeuten und sein Tolerieren und Regulieren der negativen Zustände stellt einen wesentlichen Beitrag zur Schaffung des Vertrauens in die psychodynamische Beziehung dar. Schore (2007) bemerkt: »Die Teilnahme des Klinikers an der Unterbrechung und an der interaktiven Wiederherstellung ist abhängig von und begrenzt durch dessen Fähigkeit, den negativen Zustand des Patienten, den er (unbewusst) ausgelöst hat, zu ertragen und sich daran anzupassen« (S. 53).

Meares (2017) stellt in ähnlicher Weise fest, dass in der Entwicklungsgeschichte verschiedener Persönlichkeitsstörungen das Selbst durch ein Trauma beschädigt, verzerrt oder verkümmert wurde. Einem solchen Trauma wird nicht durch Strategien, Techniken, Deutungen etc. begegnet, die von der Agenda einer bestimmten Theorie diktiert werden. Vielmehr geht es um die Herstellung einer bestimmten Art von Beziehung, die

»nicht künstlich auferlegt oder manipuliert wird, sondern sich im Wechselspiel des Gesprächs entwickeln darf« (ebd., S. 153). Er bezieht sich auf eine Form der therapeutischen Konversation, die als »dynamisches Zusammenspiel zwischen zwei rechten Hemisphären aufgefasst werden kann« (Meares, 2012, S. 315).

Das bedeutet, dass die Beiträge des Therapeuten zur nonverbalen Konversation vorübergehend von der linken auf die rechte Gehirnhälfte verlagert werden müssen, wodurch eine Verschiebung der Fähigkeit, das zu empfangen, was hinter der Dissoziation des Patienten liegt, erleichtert wird. Die Auflösung des Enactments beinhaltet daher, dass jedes Mitglied der psychodynamischen Dyade die affektblockierende Abwehr reduziert und gleichzeitig die Verletzlichkeit der rechten Gehirnhälfte und die Scham in beiden Mitgliedern der Dyade offenlegt (Tiedemann, 2010, 2013).

Enactments, Mentalisierungsdefizite und Rupturen

Aus Sicht der relationalen Psychoanalyse stammt der vielleicht bedeutendste theoretische Beitrag von Peter Fonagy und seinen Mitarbeitenden (2004) mit ihrer detailliert ausgearbeiteten Annahme, dass die Entwicklung des Geistes, einschließlich der reflektierenden Funktion, selbst durch und durch *relational* sei. Mentalisierung ist eine Form der sozialen Kognition, eine grundlegende menschliche Fähigkeit, um »die eigene wie auch fremde Psychen als Psychen zu begreifen« (Fonagy et al., 2015, S. 23). Der Geist bzw. die Psyche ist eine zwischenmenschliche Konstruktion, ein Produkt einer ganz bestimmten Art von reflektierter Bewertung, wie schon Harry Stack Sullivan (1953) wegweisend beschrieben hat.

Eine weitere Gemeinsamkeit zwischen der relationalen Perspektive und der Mentalisierungstheorie besteht in der Annahme, dass der Geist oder das Selbst unweigerlich *fragmentiert* und aufgespalten ist. Fonagy und Kollegen (2004, 2015) bezeichnen das, was in der relationalen Psychoanalyse als »dissoziierte Selbstzustände« (Bromberg, 2006; Stern, 2010) bezeichnet wird, als »fremdes Selbst«, das heißt die Externalisierung der abgespaltenen Teile des desorganisierten Selbst, die sich per projektiver Identifizierung dem Gegenüber vermitteln. Somit gehen sowohl die Mentalisierungstheorie als auch die interpersonal-relationale Psychoanalyse in noch stärkerem Maße von einer *Diskontinuität des Selbst* aus, besonders bei Bindungstraumata. Eine zusätzliche Gemeinsamkeit zwischen der Mentalisierungstheorie und der Enactment-Dissoziations-Theorie der relationalen Psychoanalyse ist die Vorstellung, dass beide ein relationales Verfahren darstellen, das den *interpersonalen Problemen* des Patienten Priorität einräumt.

Die Mentalisierung wird gemeinhin als eine Form der imaginativen psychischen Aktivität beschrieben, die beeinflusst, wie man die Absichten und mentalen Zustände, die dem Verhalten zugrunde liegen, wahrnimmt. Sie ist ein entscheidendes Element dafür, ob man sich vorstellen kann, dass andere eine andere Sichtweise haben könnten als man selbst. Mentalisieren bedeutet daher auch, den Anderen im Blick zu haben *(»holding mind in mind«)*. Diese Perspektivübernahme führt dazu, dass das Gegenüber wahrgenommen und das epistemische Vertrauen (Fonagy & Nolte, 2023) gefördert wird.

Die Affektregulierung wurde mit unserer Fähigkeit zum Mentalisieren in Verbindung gebracht, wobei Untersuchungen darauf hinweisen, dass ein hohes Maß an Stresstoleranz, also Kampf-, Flucht- und Erstarrungszustände, unsere Fähigkeit zum Mentalisieren während sozialer Interaktionen erheblich beeinträchtigt. Die Mentalisierungsfähigkeit bricht demnach in emotional aufgeladenen Beziehungskontexten vorübergehend zusammen. Bei Borderline-Patienten fällt die Fähigkeit, explizit zu mentalisieren, bei starker emotionaler Erregung nahezu vollständig weg. Gleichzeitig – und paradoxerweise – scheinen diese Patienten dazu zu tendieren, die psychischen Zustände anderer besonders scharf wahrzunehmen. Versagt das Mentalisierungsvermögen, tauchen prämentalisierende Modi der Organisation von Subjektivität und Emotionalität auf. In der Folge werden die eigenen Wahrnehmungen und emotionalen Zustände als konkrete und unbestreitbare Wahrheiten und nicht als subjektive Gefühle oder Ideen erlebt, das heißt im »Äquivalenzmodus«, der auch als »konkretistisches Denken« bezeichnet wird. Somit erzeugt die Unfähigkeit zu mentalisieren eine Art »psychische Autoimmunerkrankung«. Ziel einer Traumabehandlung wäre es somit, ein robusteres mentalisierendes Selbst zu erwerben, dass es ermöglicht, Traumata und Beziehungskonflikte zu mentalisieren – ein »Online-Mentalisieren« im Kontext interpersonaler Interaktionen.

Psychodynamische Arbeit mit nicht mentalisierten Enactments

Der Therapeut muss jede seiner Interventionen auf die augenblickliche Mentalisierungsfähigkeit des Patienten abstimmen. Dies geht nach dem Prinzip: »Je höher das Arousal, die Intensität des Gefühls, desto einfacher die Interventionen.« Jedes Mal, wenn der Therapeut mit dem Patienten mentalisiert, ist der Patient ein wenig besser in der Lage, seine eigenen Erfahrungen auf diese Weise zu behandeln, ebenso wie die Erfahrungen der anderen in seiner Welt. Er wird damit häufiger in der Lage sein, den Modus der psychischen Äquivalenz zu überwinden, in dem die Erfahrung als sklavische Kopie des Außen und das Außen als Kopie des Innen wahrgenommen und behandelt wird. In der psychischen Äquivalenz sind das Innere und das Äußere, Erfahrung und Welt, identisch.

Zwischen Erregung oder Affektregulierung und Mentalisieren besteht eine komplexe, »U-förmige« Beziehung: Bei schwacher emotionaler Erregung ist explizites Mentalisieren nicht notwendig. Über ein gewisses Erregungsniveau hinaus ist Mentalisieren zunehmend schwierig und Verhaltensmuster wie Flucht, Kampf oder Dissoziation werden aktiviert. Mentalisieren ohne Affektregulation ist nicht möglich. Jeremy Holmes (2012, S. 50) fasst dies prägnant zusammen, wenn er schreibt: »Affektregulierung ist auf das Engste mit Mentalisierung verbunden – nur wenn Gefühle innerhalb handhabbarer Grenzen gehalten werden, kann man beginnen, über sie zu reflektieren.« Mentalisieren ist demnach für eine erfolgreiche Affektregulation unverzichtbar. Gerade bindungstraumatisierte Personen in einem prä-mentalisierenden Modus werden entweder von unkontrollierbaren Gefühlen überflutet oder sie dissoziieren sich von ihrem emotionalen Erleben und inszenieren und re-inszenieren dies per projektiver Identifizierung und Enactment. So fassen auch Allen et al. (2011) prägnant zusammen: »Wiederholen statt Erinnern ist defizitäres Mentalisieren par excellence« (S. 285).

Wenn man somit intensive Affekte nicht mentalisieren kann, besteht die einzige Lösung darin, diese unerträglichen Gefühle loszuwerden. Die projektive Identifizierung und das Enactment bilden den Weg, dies zu tun, was den gravierendsten Nachteil des Mentalisierungsversagens darstellt, nämlich das Bedürfnis, Erfahrungen, die unerträglich sind, im anderen per projektiver Identifizierung und Enactment zu erzeugen und zu (re-)inszenieren. Der Therapeut wird dann zur Regulierung der Affekte gebraucht (Ko-Regulierung), wenn die Intensität allein nicht auszuhalten ist. Die Externalisierung des fremden Selbst und seine Projizierung in Bindungsfiguren – und dazu zählt auch der Therapeut – kann für traumatisierte Patienten eine Sache von Leben und Tod werden.

Der interpersonale Kontext, in dem sich das Traumanarrativ in der therapeutischen Beziehung entfaltet, ist durch das Fehlen des »epistemischen Vertrauens« dieser Menschen geprägt, das heißt vom Verlust in das Vertrauen, in die Authentizität und Relevanz von Informationen, die von anderen Menschen mitgeteilt werden – einschließlich des Therapeuten. Die Prämisse lautet demnach: »Wenn ich das Gefühl habe, dass ich verstanden werde, bin ich bereit, von der Person zu lernen, die mir das Gefühl vermittelt hat, mich verstanden zu haben« (Fonagy & Nolte 2023, S. 24). Wenn die Erfahrung epistemischen Vertrauens eingeengt ist, entsteht daraus eine extreme Wachsamkeit (Hypervigilanz), also die Kehrseite des epistemischen Vertrauens. Das epistemische Vertrauen ist allgemein das basale Vertrauen in eine Person als sichere Informationsquelle. Es ist nach neuester Ansicht der Mentalisierungsforscher die Grundlage zur Entwicklung von Mentalisierung und sozialer Intelligenz.

Dies führt häufig dazu, dass der Patient auch im Therapeuten einen potenziellen Täter vermutet, ganz gleich, wie gut er es mit ihm meint. Die Folge davon ist, dass Patienten unbewusst ihre Therapeuten zu emotionalen Reaktionen veranlassen, die dann im Enactment aktualisiert werden und im Sinne einer »selbsterfüllenden Prophezeiung« die schlimmsten Befürchtungen des Patienten bestätigen.

Das »Zurückspulen« und die Erforschung des Enactments

Peter Fonagy und Kollegen (2015) schlagen als pragmatischen klinischen Hinweis vor, dass diese Zusammenbrüche des Mentalisierens im Enactment vom Therapeuten verlangen, »aufmerksam auf Mentalisierungsaussetzer zu achten« (Fonagy et al., 2015, S. 93) und in der Folge den Prozess zurückzuspulen, gemeinsam zu untersuchen und dadurch zu reparieren. Konkret listen sie sieben Schritte auf:

1. Validierung des Erlebens,
2. Untersuchung der augenblicklichen Beziehung,
3. Anerkennung und Erforschung des Enactments (des Beitrags des Therapeuten, der Verzerrungen des Therapeuten),
4. gemeinsames Erarbeiten eines Verständnisses,
5. Aufzeigen einer anderen Perspektive,
6. sorgfältige Beobachtung der Reaktion des Patienten sowie
7. Erforschung der Reaktion des Patienten auf das neue Verständnis.

Der erste Schritt, die Validierung des Übertragungsgefühls, wird durch den zweiten Schritt, die Exploration, erreicht, womit die subjektiven Gefühle des Patienten zunächst anerkannt werden, um dann im dritten Schritt die Vorgänge, die den Übertragungsgefühlen zugrunde liegen und diese erzeugt haben, zu identifizieren und explizit herauszuarbeiten. In diesem schwierigen und schmerzhaft detaillierten Prozess kristallisiert sich auch heraus, wie der Therapeut zu diesen Gedanken und Gefühlen des Patienten beigetragen hat. Die Anerkennung des Beitrags des Therapeuten an diesem Enactment ist ein zentraler Aspekt im Durcharbeiten der Enactments, um dann in den weiteren Schritten eine neue Perspektive zu erarbeiten.

Aus der Sicht der Mentalisierungstheorie (Bateman & Fonagy, 2008, S. 31) wird während eines Enactments die Erwartung des Patienten, dass die Innen- und die Außenwelt gleich sein müssen – also die *psychische Äquivalenz* –, verstärkt, weil der Therapeut direkt auf die projektive Identifizierung des Patienten reagiert. Wenn der Therapeut hingegen in der Lage ist, die projektive Identifizierung des Patienten zu akzeptieren, ohne direkt darauf zu reagieren, und vor allem, wenn er sie in eine Mentalisierung umwandeln kann, die er dann dem Patienten zurückgibt, findet *kein* mutuelles Enactment statt. Der Patient wird stattdessen ermutigt, sich ein wenig weiter von der psychischen Äquivalenz zu entfernen und sich dem Beginn der reflektierenden Funktion zu nähern.

Kann der Therapeut immer (ausreichend gut) mentalisieren?

Nicht nur der Patient mentalisiert während der Therapiesitzungen, auch der Therapeut bemüht sich um Mentalisierung. Fonagy und Mitarbeiter (2004) haben eingeräumt, dass die Fähigkeit zur Mentalisierung schwankt. Sie argumentieren, dass solche Schwankungen auftreten, weil sie die Mentalisierung für eine »Entwicklungserrungenschaft halten, die nicht ein für alle Mal erreicht wird – das heißt, in jeder Situation aufrechterhalten werden kann« (Fonagy et al., 2004, S. 377). Affektregulatorisch ausgedrückt, stellt Mentalisierung keine statische und homogene Fertigkeit oder Charaktereigenschaft dar, sonders ist eine *dynamische Fähigkeit*, die durch Stress, heftige Emotionen und Arousals beeinflusst wird.

Die wichtige psychotherapeutische Frage, die wir uns aus der Enactment- und Mentalisierungsperspektive stellen müssen, ist folgende: *Können Therapeuten immer (ausreichend gut) mentalisieren?* Über die Antwort sind sich alle einig: Das können wir nicht. Wenn Psychotherapeuten oder Analytiker blind in Enactments verwickelt sind, können sie weder ihre eigene Erfahrung noch die ihrer Patienten ausreichend gut mentalisieren. Fonagy und Mitarbeitende (2015) nehmen klar den Standpunkt ein, dass Therapeuten in der Arbeit mit einem nicht mentalisierenden Patienten ständig Gefahr laufen, ihre eigene Mentalisierungsfähigkeit zeitweise zu verlieren und somit »gelegentliche Enactments als akzeptable Begleiterscheinung des therapeutischen Bündnisses« (S. 65) zu tolerieren, was man erst einmal anerkennen müsse. Gelegentliche Enactments des Therapeuten gelten aus dieser Mentalisierungsperspektive als *unvermeidliche* Begleiterscheinungen des therapeutischen Bündnisses.

Jon Allen und Kollegen (2011) geben unmissverständlich zu verstehen: »Das Mentalisieren ist dann am schwierigsten, wenn man es am dringendsten braucht« (S. 397). Und dies trifft nicht nur für den Patienten, sondern auch für den Therapeuten zu. Der Ausdruck »mutuelles Enactment« könnte demnach genauso gut definiert werden als die »gegenseitige Unfähigkeit von Patient und Therapeut, zu mentalisieren« (Stern, 2010, S. 166). Mentalisierungsforscher wie Allen haben großes Verständnis für die Notlage des Therapeuten, der an einem Enactment teilnimmt, und sie akzeptieren, dass einige Enactments, sogar ziemlich erschütternde, unvermeidliche Ereignisse sind, insbesondere bei der Arbeit mit Borderlinepatienten: »Unserer Ansicht nach sind Reinszenierungen sowohl ubiquitär als auch unvermeidlich« (Allen et al., 2015, S. 500). Gleichzeitig und paradoxerweise sind diese Autoren aber auch der Meinung, dass gegenseitige Inszenierungen problematisch und bedauerlich sind und dass es dem Therapeuten in solchen Momenten häufig extrem schwerfällt, Einsicht und Verständnis zu vermitteln. Stattdessen ist es wahrscheinlicher, dass inmitten eines solchen hochemotional aufgeladenen Enactments die Wut oder andere heftige Affekte des Therapeuten den Blick auf den Patienten verstellen (Fonagy et al., 2004, S. 14).

Donnel B. Stern (2010), der in vielem der Mentalisierungstheorie zustimmt, widerspricht an diesem Punkt und sieht nicht primär das Problem darin, dass der Therapeut fast immer extreme Schwierigkeiten hat, in solchen Momenten Einsicht und Verständnis zu vermitteln. Was seiner Ansicht nach potenziell *destruktiv* sein kann, ist die *Unreflektiertheit* und das fehlende Gewahrsein des Therapeuten für seine Beteiligung am Enactment. Mit anderen Worten: Mutuelle Enactments sind nicht unbedingt *unerwünscht* – im Gegenteil, sie sind meist der einzige Zugang zu jenen Teilen des Bewusstseins der Patienten, und wenn sie enden, kann die Erfahrung schließlich symbolisch dargestellt werden. Das Unerwünschte ist nicht das Enactment selbst, sondern die Unreflektiertheit des Therapeuten darüber.

Rupturen, Reparaturen und Metakommunikation anregen

Aus der relationalen Perspektive von Jeremy Safran und Christopher Muran (2000) deckt sich das Enactmentkonzept mit deren Vorstellungen über Brüche bzw. Rupturen in der Behandlung. Diese können zu jeder Zeit in der Behandlung auftauchen: als einzelne Ereignisse, die sich über mehrere Stunden hinziehen, oder als wiederkehrende Themen über die gesamte Behandlung hinweg. Bezüglich der therapeutischen Wirkung fassen die beiden Autoren zusammen, dass »Rupturen nicht unvermeidbare Ereignisse darstellen und nicht als Hindernisse betrachtet werden, sondern als Gelegenheit für therapeutische Veränderung dienen« (Safran et al., 2014, S. 382). Zu versuchen, den Bruch mittels dessen anzusprechen, was sie »Metakommunikation« (Safran & Muran, 2000) nennen, beinhaltet häufig eine Selbstoffenbarung des Therapeuten, aber es kann auch beinhalten, Beobachtungen zu teilen, Fragen zu stellen oder über die Erfahrung des Patienten zu spekulieren.

Ein Konsens kristallisiert sich um zwei miteinander verbundene Themen heraus: erstens, dass negative Prozesse und Rupturen bzw. Brüche in der Allianz unvermeidbar sind; und zweitens, dass eine der wichtigsten therapeutischen Fähigkeiten oder Kompetenzen darin besteht, mit diesem Typus des negativen Prozesses und der *Reparatur der Rupturen* in der therapeutischen Allianz umzugehen. Untersuchungen (Gumz & Hörz-Sagstetter, 2018; Gumz, 2020) haben ergeben, dass Patienten vieles verschweigen und vor allem *negative Reaktionen* zurückbehalten. Erfahrene Therapeuten gehen besser mit negativen Patientenreaktionen um als junge, nichtsdestotrotz erleben auch erfahrene Therapeuten regelhaft Krisen und krisenhafte Zuspitzungen. Ganz allgemein unterscheiden Safran und Muran (2000) zwischen *Rückzugsrupturen* und *Konfrontationsrupturen*. Während der Brüche in der therapeutischen Allianz spielt die Fähigkeit des Therapeuten, die Aggression des Patienten zu »überleben«, eine kritische Rolle dabei, diesem dabei behilflich zu sein, andere als Subjekte zu erfahren. Dies hilft ihm, akzeptierender in den Begrenzungen mit anderen zu sein und auch selbstakzeptierender zu werden.

Therapeutische Wirkung durch Aufarbeiten von Enactments

Vereinheitlichte Definition des Enactment

Für etliche Autoren (Hirsch, 1998; Ivey, 2008) ist Enactment ein Konzept, über das zwar klinische, aber nicht theoretische Einigkeit herrscht. Sein Schwachpunkt hängt mit seinen Definitionen im engeren Sinne zusammen. Corbella (2021) betont, dass das Konzept am problematischsten wird, wenn man ihm eine zu enge Definition zuweist; allerdings verleiht die Sparsamkeit dem Konzept die Konsistenz und innere Kohärenz. Werner Bohleber und Kollegen (2013) betonen den zum Teil verwirrenden Charakter des Begriffs, versuchen jedoch, die universellen Merkmale zu beschreiben, die sich durch die zahlreichen bestehenden Definitionen ziehen: »Ganz plötzlich scheint etwas unvollständig zu sein: Der Analytiker gerät aus dem Gleichgewicht, sein Gefühl, auf normale Weise analytisch zu funktionieren, kommt ihm abhanden. Das abrupte Gewahrwerden einer Diskontinuität führt zu einer Verwerfung im phänomenologischen Feld« (S. 1225).

Karen Maroda (1998) lieferte meines Erachtens eine der besten Definitionen: »Enactment ist eine affektiv gesteuerte Wiederholung von konvergierenden emotionalen Szenarien aus dem Leben des Patienten und des Analytikers. Es ist nicht nur eine affektiv gesteuerte Reihe von Verhaltensweisen; es ist notwendigerweise eine Wiederholung vergangener Ereignisse, die im Unbewussten aufgrund der damit verbundenen unkontrollierbaren oder unerwünschten Emotionen verschüttet wurden« (S. 520). Sie betont darin, dass Enactments die Erfahrung von *unbewusst starkem* oder sogar *überwältigendem Affekt* beinhalten, der jedoch auch bei einem oder beiden der Teilnehmenden abgespalten, das heißt dissoziiert sein kann. Maroda stellt auch fest, dass das Enactment für den Patienten »eine Chance ist, die Vergangenheit vom affektiven Standpunkt aus noch einmal zu erleben, mit einer neuen Gelegenheit zur Bewusstwerdung und Integration« (ebd.).

Diese Definitionen erfassen meines Erachtens die Essenz des Enactments, indem sie die charakteristischen Elemente des Verlustes des psychischen Gleichgewichts, der hohen Affektivität, des Handlungsdrucks und der Ko-Konstruktion umfassen, indem sie sich auf die Unannehmbarkeit bestimmter Gefühle sowohl für den Behandler als auch für den Patienten konzentrieren, die in unbewusste Prozesse verlagert werden. Man kann sagen, dass beide eine ich-dystone emotionale Reaktion erleben, die abgespalten bzw. dissoziiert und/oder auf den anderen projiziert werden muss, der diese dann im Sinne einer sich selbst erfüllenden Prophezeiung auslebt.

Diskrete Ereignisse versus kontinuierlicher unbewusster Prozess

Verbunden mit der Frage nach einer theoretisch-klinisch hilfreichen Definition des Enactments über die unterschiedlichen analytischen Schulen hinweg, die nicht zu eng und nicht zu weit gefasst ist, steht die entscheidende Frage, ob Enactments eher diskrete, abgrenzbare und meist krisenhafte Zuspitzungen oder einen kontinuierlichen unbewussten Prozess darstellen. Diese Frage hat eine direkte Auswirkung darauf, wie wir mit Enactmens klinisch umgehen.

Speziell in der relationalen Psychotherapie der letzten drei Jahrzehnte ist eine deutliche Tendenz zu verzeichnen, die krisenhaften Zuspitzungen im analytischen Raum zu idealisieren, als unvermeidlich, notwendig und gewinnbringend darzustellen sowie die Gefahren einer solchen mutuellen Verwicklung oder Inszenierung aus den Augen zu verlieren. Lewis Aron (1996) stellt fest, dass der Begriff »Enactment« zu leicht ein *einzelnes* Ereignis impliziert, anstatt ein Gefühl von Kontinuität und Prozess zu vermitteln (S. 213). Aus diesem theoretischen Standpunkt heraus ist es problematisch, eine bestimmte Interaktion zu isolieren und sie »Enactment« zu nennen.

Ähnlich sieht dies der Neo-Freudianer Gil Katz (2014), der von einem nicht endenden Enactment ausgeht im Sinne einer »in Szene gesetzten Dimension des analytischen Prozesses« (S. 101), das sich aus der unbewussten *interpsychischen* Interaktion in der psychodynamischen Dyade entwickelt. Das Enactment ist somit nicht einfach ein offenkundiges Ereignis, sondern ein unbewusster, sich ständig entwickelnder, dynamisch bedeutsamer Prozess. Problematisch an dieser Verabsolutierung des Enactments ist meines Erachtens die Verwässerung und klinische Brauchbarkeit des Konzepts.

Roosevelt Cassorla (2001) unterscheidet zwischen *normalem* und *pathologischem* Enactment – und innerhalb des letzteren zwischen *akutem* und *chronischem* Enactment. Er stellt fest, dass sich das, was als normales Enactment bezeichnet wird, auch mit dem psychodynamischen Prozess selbst überschneidet. Diese Unterscheidung erscheint mir hilfreich, um das Spektrum der unterschiedlichen Enactments zu differenzieren. Dies schließt meines Erachtens auch ein, dass in der Literatur zu wenig unterschieden wird zwischen Enactments, die mit traumatisierten Patienten regelhaft und meist dissoziativ oder eruptiv erlebt werden (»Wiederkehr des Dissoziierten«), und Enactments, die eher auf höherem Strukturniveau anzusiedeln sind und sich nicht primär auf dissoziative Prozesse beziehen, sondern deren Hintergrund viel mehr eine Aktualisierung darstellen, die relativ schnell ins Bewusstsein gehoben werden kann (»Wiederkehr des Verdrängten«).

Ein Enactment-basiertes Modell der therapeutischen Wirkung

Was gewinnen wir durch das Enactmentkonzept in der psychodynamischen Praxis? Wie wirkt sich unser gesteigertes Bewusstsein für die in Szene gesetzte Dimension des analytischen und therapeutischen Prozesses auf die Art und Weise aus, wie wir die analytische oder tiefenpsychologisch fundierte Behandlung durchführen? Müssen wir unsere technischen Prinzipien ändern? Was tut der Therapeut, wenn er sich in einem Enactment wiederfindet? Wie reguliert oder dysreguliert sind wir bereit zu werden in einer gemeinsamen Verwicklung? Wie viel Selbstoffenbarung ist dabei hilfreich? Und nach welchem Prinzip können wir therapeutisch entscheiden, wann und was wir von unserer Subjektivität als Behandelnde preisgeben können und vielleicht sogar müssen? Dies sind nur einige der Fragen, die sich daraus ergeben, wenn wir das Erforschen von Enactments und deren therapeutische Wirkung mehr ins Zentrum des psychodynamischen Interesses stellen. Ich werde im Folgenden einige Gedanken und Ideen dazu beisteuern. Die bereits dargestellten Theorien werden uns dabei als Grundlage dienen, denn, wie Kurt Lewin (1951/2012, S. 169) schon festgestellt hat: »Es gibt nichts Praktischeres als eine gute Theorie.«

Glen Gabbard und Drew Westen (2003) haben darauf hingewiesen, dass eine Theorie der therapeutischen Wirkung sowohl beschreiben muss, *was* sich ändern soll (die Ziele der Behandlung), als auch, *welche Strategien* (»Techniken«) wahrscheinlich nützlich sind, um diese Änderungen zu ermöglichen.

Die Arbeit mit der Gegenübertragung – und speziell mit der Aktualisierung der Phantasien im Enactment –ist schon vor Jahrzehnten von Gabbard (1999) zum »common ground« der psychodynamischen Therapie erklärt worden. Nach Michael Ermann (2017) ist für die zeitgenössische Psychoanalyse die Einsicht entscheidend, dass Übertragung und Gegenübertragung eine Einheit darstellen und aufeinander bezogen sind. Lewis Aron und Galit Atlas (2018, S. 118) nennen diese Konzentration auf das Enactment den »modus operandi« der zeitgenössischen Psychoanalyse. Greenberg (2001) hat vorgeschlagen, dass die klinische Dimension der relationalen Wende in der Psychoanalyse in der Kritik an einer festen Standardtechnik zu finden sei und dass stattdessen die »Technik« auf jede einzelne Dyade zugeschnitten sein müsse. Die Norm, die sich für eine relationale Methode herauskristallisiert hat, besteht darin, die Aufmerksamkeit auf das zu lenken, was nicht nur vom Patienten, sondern von Patient und Therapeut in ko-konstruierten Mustern und Bedeutungen in die Handlung umgesetzt oder geschaffen wird. Vielleicht könnte man sogar sagen, dass das Durcharbeiten von Enactments zum neuen Modell therapeutischer Wirkung geworden ist (Atlas et al., 2019; BCPSG, 2014). Elizabeth Auchincloss und Eslee Samberg (2012), in deren psychoanalytischen Glossar das Enactment als erstes einen eigenen Eintrag erhielt, kommen zu dem Schluss, dass »die emotionale Unmittelbarkeit des Enactments zu besonders nützlichen Einsichten führt« (S. 76).

Wie wir gesehen haben, reichen Interaktionen, die als Enactments bezeichnet werden, im affektiven Ton von leicht unangenehm, angespannt bis hin zu (dissoziativ) abgestumpft oder (eruptiv) feindselig und aufbrausend. Wenn diese Enactments erfolgreich angegangen werden, ist das mutative Ergebnis im besten Fall ein Zugewinn nicht nur der Mentalisierung, Symbolisierung und Introspektion, sondern vor allem ein Zugewinn an »relationaler Freiheit« (Stern, 2010). Es kann für die Neuerfahrung und Nachentwicklung genutzt werden. Dies äußert sich für beide Teilnehmenden meist in einem Gefühl der erheblichen Erleichterung, einem Zugewinn an Lebendigkeit und der Neugierde füreinander.

Enactments als präskriptiver oder deskriptiver Aspekt?

Auf dem Weg zu einer relationalen »Methode« haben die innovativen Beiträge der vorgestellten Kliniker zu einer Reihe von Überarbeitungen des Verständnisses von und der Herangehensweise an die Erfahrung eines Patienten geführt. Deutlich muss betont werden, dass das Arbeiten mit Enactments *keinen bestimmten technisch-klinischen Ansatz per se impliziert*. Enactments sind kein technisches Verfahren. »Technik« ist das, was wir *bewusst* und *absichtlich* anstreben. Ein Enactment ist hingegen ein unbewusster, inszenierter Übertragungs-Gegenübertragungsprozess. Anders ausgedrückt: Enactments sind ein *deskriptiver* Teil des analytisch-therapeutischen Prozesses, kein *präskriptiver* Bestandteil der psychodynamischen Technik.

Eine restriktive Auslegung des Abstinenzprinzips wird, wie dies auch Michael Ermann (2016) vorschlägt, durch eine dynamisch-funktionale Haltung einer »selektiven Abstinenz« ersetzt, die Raum für das Sich-Verwickeln des Therapeuten als Ko-Akteur in Inszenierungen zulässt. Helmut Hinz (2002) spricht in diesem Sinn von der Dynamik des *Sich-Einlassens, Sich-Verwickeln-Lassens* auf der einen Seite, ein *Sich-Entwirren, Sich-Entwickeln, Auseinander-Setzen* auf der anderen Seite. Er fasst dies in dem Aphorismus zusammen: »Wer sich nicht verwickeln lässt, spielt keine Rolle«, dem ich noch hinzufügen würde: »… und kann nicht dabei helfen, sich zu Ent-Wickeln«.

Wodurch enden Enactments?

Enactments enden, so argumentieren viele relationale Autoren (Bromberg, 2006, 2011; Stern, 2010, 2015), nicht durch *Einsicht*.

Stern beschreibt es als eine Veränderung im Affekt zwischen den Partnern, die eine immer geringfügigere Veränderung in der *Wahrnehmung* des anderen und der eigenen Person hervorruft. Was wir suchen, ist nicht per se Einsicht – obwohl diese klärend mit hinzukommen kann und auch sollte –, sondern die Freiheit, anders zu sein, als wir waren. Jeder Partner wird in Beziehungen zu einer etwas anderen Person. Wenn sich diese Erweiterung des Selbst in kleinen Schritten fortsetzt, zieht sich das Enactment zurück, die Behandlung geht wieder in eine kontinuierliche produktive Entfaltung über und neue Erzählungen beginnen wieder unaufgefordert im analytischen Raum zu erscheinen, darunter vielleicht auch eine Geschichte über das Enactment selbst. Tiefgründig bemerkt Stern (2010), dass »das Enactment als die *Unterbrechung* eines echten Gesprächs definiert werden kann« (S. xvi, kursiv i. O.).

Wenn sich dissoziative Enactments auflösen, dann nicht, weil das Enactment in verbal-reflexiven Begriffen verstanden wird, sondern weil sich etwas im Feld verschiebt und Analytiker und Patient einander anders sehen können (Bromberg, 1998, 2006, 2011; Stern, 2010, 2015). »Im Kern der Therapie geht es um die Verhandlung des Andersseins«, schreibt Bromberg (2011, S. 6) pointiert.

Wir können den Prozess, durch den der Bruch eines dissoziativen Enactments wiederholt stattfindet und unter immer mehr zwischenmenschlichen Umständen zu mehr Freiheit führt, als »Durcharbeiten« bezeichnen. Aus diesem Bezugsrahmen heraus verstanden, ist der Prozess des »Durcharbeitens« keine Post-hoc-Analyse des Enactments; stattdessen geschieht das Durcharbeiten dadurch, dass Patient und Therapeut eine affektiv ehrliche intersubjektive Erfahrung »gemeinsam durchleben« (Levenkron, 2006). Die Essenz von Holly Levenkrons Sicht ist geradeheraus: Da der Therapeut niemals außerhalb eines Enactments steht, kann er nicht warten, bis es zu Ende ist, um sich damit zu beschäftigen (Enactments *enden* niemals wirklich; sie *verändern* sich nur).

Ein Enactment-basiertes Modell der psychodynamischen Wirkung beinhaltet, dass wir einige im Folgenden kurz skizzierten neuen klinischen Sensibilitäten und Formen der therapeutischen Haltung kultivieren, um mit Enactments therapeutisch wirksamer umgehen zu können. Diese klinischen Sensibilitäten liefern uns meines Erachtens eine Art »psychodynamischen Kompass«, um mit Enactments arbeiten zu können und uns für sie zu sensibilisieren.

»Auf die intersubjektive, nonverbale Dimension hören«

Enactments selbst sind paradox. Sie können unsere Arbeit sowohl *behindern* als auch *fördern*, je nachdem, wie wir mit ihnen umgehen. Ein zentrales Paradoxon ist, dass der Patient den Therapeuten sowohl als denjenigen sehen muss, der ihm helfen kann, als auch denjenigen, mit dem er seine Ängste und Verletzungen durchlebt, »durchspielt«. Das Bewusstwerden davon, dass wir in einem Enactment verwickelt sind, führt in der Regel zu einem inneren »Hoppla-Gefühl« (mit begleitenden milden bis starken Schuld- und Schamgefühlen gegenüber unserem therapeutischen Über-Ich) in der Vergegenwärtigung unserer eigenen unreflektierten Teilnahme an der Verwicklung. Dies passiert umso eher, je weniger wir diese Enactments als »Fehler« beurteilen. Ziel ist es, uns unserer unvermeidlichen Subjektivität bewusst zu werden in der Frage: »Wie werde ich mit diesem Patienten und warum?« Dies bedeutet jedoch auf der Seite des Therapeuten, Enactments nicht als etwas zu sehen, wofür man sich schämen müsste, sondern sie als weitere Informationsquelle über den Patienten und sich selbst wahrzunehmen.

Aus einer objektbeziehungstheoretischen Sicht schlägt Salman Akhtar (2013) ein Modell des psychodynamischen Zuhörens vor, das neben dem *objektiven*, dem *subjektiven* und dem *empathischen* einer vierten Art des Zuhörens Rechnung trägt: dem *intersubjektiven Zuhören*. Dieses intersubjektive Zuhören weckt die *Neugierde* auf den Einfluss der beiden Partner aufeinander und auf ihre Gegenseitigkeit, Verwicklung und Interdependenzen. Chused (2003) glaubt ebenfalls, dass unsere Toleranz gegenüber Enactments ein Modell darstellen kann, das Patienten nutzen können, um zu lernen, sich selbst zuzuhören. In einer schönen Metapher beschreibt Polmear (2019) das Erkennen eines Enactments durch den Behandler wie das »Öffnen eines Bohrlochs direkt in die tiefsten Schichten des Unbewussten; durch die Arbeit, es ins

Bewusstsein zu bringen, stößt man oft auf das Gold der Übertragung« (S. 241). Um diese unbewussten Mitteilungen empfangen zu können, muss der Therapeut in der Lage sein, Gefühle der (Scham-)Vulnerabilität zuzulassen und sie zu akzeptieren.

Dies schließt meines Erachtens auch eine Art der klinischen Sensibilität für die nonverbale Kommunikation ein, die erst in den letzten Jahren ihren gebührenden Stellenwert in der Psychoanalyse gefunden hat (Knoblauch, 2000 2019; Aron & Anderson, 1998). In relationaler Hinsicht können wir nicht über die Rolle des Therapeuten als Subjekt theoretisieren, ohne die körperliche Grundlage seiner Subjektivität zu berücksichtigen. Enactment und Verkörperung haben gemeinsam, dass sie im Unartikulierbaren beheimatet sind. Unser Körper ist der primäre Schauplatz für die psychophysiologische Verarbeitung von Affekten. Sapisochin (2019) nennt dies das »Hören auf die psychischen Gesten«, die sich per Gestik, Tonfall und Prosodie im Enactment nonverbal ausdrücken und die ein intersubjektiv generierter Ansatz sind, auf das Unbewusste zu hören.

Aus einer dyadisch-transaktionellen Perspektive heraus betrachtet, bringen die Enactments die *Emotionen des Therapeuten* und dessen Persönlichkeitsstruktur sogar körperlich ins Spiel. Schore (2007, 2012) sieht das als Schlüssel dafür, mit den dissoziierten Affekten zu arbeiten, und legt demgemäß den Fokus auf die Intensivierung der Signale des körperlich gespürten Gefühls. Er nennt es die »somatische Gegenübertragung«.

»Mit den Augen hören«

Psychotherapeuten müssen sowohl die Kunst des Zuhörens als auch des Sehens erlernen; sie müssen nicht nur mit dem »dritten Ohr« (Reik, 1948) zuhören, sondern auch »mit den Augen und dem Körper zuhören« (Khan, 1976, S. 234), um die »Körpersprache« wie eine Muttersprache sprechen und verstehen zu lernen. Stark an der Symbolisierung, Mentalisierung und Erstellung eines kohärenten Narrativs orientierte Therapeuten müssen mitunter die symbolische Sprache in den Hintergrund treten lassen, um mit einem nicht symbolisierenden Patienten zu kommunizieren, das heißt sich auf die »somatische Narration«

bzw. das nicht repräsentierte Unbewusste (Levine et al., 2013) einlassen zu können.

Laut Heinrich Racker (1968/2000) hängt unser Tun als Behandelnde »von unserer wachsenden Fähigkeit [ab], unbewußtes Geschehen erfassen und untersuchen zu können, das jeder Mitteilung des Analysanden, jeder seelischen Regung, jedem Schweigen, jedem Wechsel in der Stimmlage und im Rhythmus der Sprache und überhaupt jeder Äußerung zugrunde liegt« (S. 30). Er nannte diese aktive Aufmerksamkeit »psychoanalytische Mikroskopie« (ebd., S. 31). Dies ist eine klinische Beobachtung, die mit den Forschungsergebnissen der Boston Change Process Study Group (Lyons-Ruth, 1999; BCPSG, 2014) übereinstimmt, wonach der *Prozess der Kommunikation* (»implizites relationales Wissen«) und nicht der *Inhalt der Kommunikation* die Grundlage für die therapeutische Wirkung der Psychoanalyse darstellt. Dabei ist »implizit« ein Schirmkonzept, dass *alle* nichtbewussten Prozesse einschließt. Regina Pally (2005) schreibt in diesem Zusammenhang, dass »emotionaler nonverbaler Austausch mindestens so viel Bedeutung in der Behandlung spielt wie verbaler Austausch« (S. 199). In der Sprache der Neurowissenschaften (McGilchrist, 2009; Schore, 2011, 2019a, b) wäre dies ein psychodynamisches Zuhören mit der »rechten Gehirnhälfte«, etwas, was Schore (2012) »klinische Intuition« nennt, die mehr auf den emotionalen Gehalt, inklusive der nonverbalen Ausdrucksform, hört als auf den »linkshemisphärischen« Inhalt. Ginot (2009, S. 297) stellt fest, dass sich die Sensibilität des Therapeuten bzw. die Bereitschaft seiner rechten Gehirnhälfte vollständig auf nonverbale Kommunikation einzustellen habe. Dies stelle eine notwendige therapeutische Fähigkeit dar, um sich in ein Enactment zu verstricken, auch wenn es zunächst nicht bewusst ist.

»Drei Türen zum Unbewussten«

Herbert Will (2020, S. 81) schlägt drei Arten von »Türen zum Unbewussten« in der psychodynamischen Situation vor:

- die Fähigkeit zur gleichschwebenden Aufmerksamkeit,
- die Fähigkeit, mit der Gegenübertragung zu arbeiten, sowie
- die Fähigkeit zur psychoanalytischen Interaktion.

Er nennt dies die »psychoanalytische Trikolore« (ebd., S. 107). Mit der Fähigkeit zur gleichschwebenden Aufmerksamkeit öffnet sich eine Tür zum meist sprachlich und symbolisch kodierten Material. In der Fähigkeit, mit der Gegenübertragung zu arbeiten, kann sich ergänzend eine Tür zum emotionalen Erleben und zur affektiven Dimension von Übertragung und Beziehung öffnen. Für das vorliegende Buch besonders relevant ist die letzte Tür, die Fähigkeit zur psychodynamischen Interaktion, die er als Dachbegriff für Rollenübernahme, Handlungsdialog, projektive Identifizierung und Enactment begreift.

Dies stellt die neueste Tür zum Unbewussten dar, die den Raum des Unbewussten als einen *Handlungsraum* öffnet. Vom Therapeuten wird hier erwartet, zunächst kreativ mitzuspielen und sich verwickeln zu lassen, sich auf spontane Weise auf die Interaktionsmuster einzulassen, bevor das dadurch Begriffene mit dem Patienten durchgearbeitet werden kann. Die dafür notwendige emotionale Expressivität und Responsivität werden zu zentralen technischen Mitteln des Behandlers.

Gemeinsam ist allen diesen Türen, dass sie in die unbewusste Kommunikation zwischen Patient und Therapeut eingebunden sind. Die Therapeuten sind dabei beteiligte, introspektive Beobachter, die ihre eigene Subjektivität als wesentliches Mittel der Wahrnehmung und Reflexion des unbewussten Geschehens einsetzen. Will kommt zu dem Schluss: »Der Raum des Unbewussten wird durch diese drei Türen zugänglich als ein Sprach- und Hörraum, als ein Emotionsraum und als ein Handlungs- und Erlebensraum der wechselseitigen Bezogenheit« (ebd., S. 108).

»Hören auf die dissoziativen Brüche und Zustandswechsel«

Intersubjektiv und relational eingestellte Kliniker betrachten den klinischen Prozess als ein dialektisches Zusammenspiel zwischen der subjektiven Realität des Patienten und der des Therapeuten. Es geht klinisch darum, eine »relationale Zuhörhaltung« zu entwickeln, es geht um ein Hören und um die Achtsamkeit für die unterschiedlichen Selbstzustände, die unsere Patienten mit uns gemeinsam in Szene setzen.

Stephen Mitchell (2005) hat in seiner wegweisenden Arbeit davon gesprochen, wie die Psyche des Therapeuten wie auch die des Patienten durch wechselnde, diskontinuierliche Selbstzustände gekennzeichnet ist, die im psychodynamischen Prozess auftauchen. Er gab den hilfreichen klinischen Hinweis, uns innerlich in Momenten der Verwicklung als Kliniker folgende Fragen zu stellen: »Welche Version von mir wird durch die Präsenz des Patienten am heutigen Tag evoziert? Wer bin ich? Wie bin ich, wenn ich mit dem Patienten zusammen bin?« (S. 249).

In ähnlicher Weise beschreibt Philip Bromberg (1998) in einer anschaulichen Metapher, worin seiner Ansicht nach die Aufgabe des Therapeuten in der Arbeit mit dissoziierten Selbstzuständen bestehe, nämlich die Fähigkeit, einen Rahmen zu schaffen und aufrechtzuerhalten, in dem sich die unterschiedlichen Selbstzustände zeigen können, um dem Patienten dabei zu helfen, eine »doppelte Staatsbürgerschaft« und »Reisepässe« (S. 137) für diese Selbstzustände zu ermöglichen. Hinzu käme die Fähigkeit, den desorganisierten Zustand der Bezogenheit, der im Enactment für beide spürbar wird, zu nutzen und dabei sein eigenes Subjektivitätszentrum zu bewahren, ohne es dem Patienten aufzudrängen. Da der Therapeut nicht einfach den dissoziierten Selbstzustand unbeteiligt *beobachtet*, sondern auch mit seiner eigenen unbewussten Verletzlichkeit *reagiert*, entsteht ein intensiver Prozess des Durcharbeitens des Inszenierten. Das relationale Modell der Arbeit mit Enactments öffnet somit das »Hörfeld« und »Wahrnehmungsfeld« des Behandlers für die vielen unterschiedlichen Selbstzustände und Patientenstimmen mit den dazwischen liegenden Zustandswechseln *(»state-switches«)*.

Die beiden Dissoziationstheoretiker Richard Chefetz und Philip Bromberg (2004) haben ein relationales Hören auf die dissoziative Lücke beschrieben, also ein Hören auf die im Enactment dissoziierten »Nicht-Ich«-Anteile im Patienten und darauf, wie sie mit unseren Anteilen interagieren. Der erste Schritt zur Erkennung von Nicht-Ich-Zuständen besteht darin, den körperlichen Zustand des Patienten aus der Nähe zu beobachten. Wenn man hinter dem Patienten sitzt im Couchsetting, gibt es eine zusätzliche Quelle für deren physiologischen Zustand, die man bemerken kann, nämlich die eigene, zuvor unbewusste physiologische Reaktion, die man »physiologische Gegenübertragung«

nennen kann. Die Veränderungen im Körpererleben können als Hinweis darauf genommen werden, dass sich etwas in den eigenen Gedanken und Gefühlen als Reaktion auf etwas, was im Patienten vorgeht, verändert hat.

Der zweite Schritt, um einen Nicht-Ich-Zustand zu erkennen, besteht darin, mit Patienten zu explorieren, was wir als Behandelnde an ihnen beobachtet haben. Eine Frage wie: »Auf Ihrem Gesicht ist gerade etwas vorbeigezogen. Haben Sie das auch bemerkt?«, kann zu einer emotionalen Einlassstelle führen.

Der dritte Schritt erstreckt sich über viele Sitzungen. Hier wird die Erzählung ausgefüllt, die mit den Empfindungen, Gedanken, Affekten, Verhaltensweisen und der Gesamtheit der Geisteszustände einhergeht, die mit dem Selbstzustand übereinstimmen.

Der vierte Schritt zur Erkennung eines Nicht-Ich-Zustands besteht darin, ein reflektierendes Bewusstsein für sein Auftreten im Alltag zu entwickeln.

Der fünfte Schritt beinhaltet, den gesamten Kontext des Selbstzustandes, die physiologischen Empfindungen, Emotionen, das Wissen und das Verhalten, das die Konstellation dieses Teils des nicht angegliederten Selbst beschreibt, zusammenzubringen. Patienten, die über ihre Erfahrungen in einer distanzierten Weise berichten, haben diesen Schritt nicht erreicht. Die Angst vor Affekten kann ein wesentliches Hindernis sein.

Der sechste und letzte Schritt zeichnet sich durch die Würdigung der Veränderungen in der Organisation des Selbstzustandes als Ergebnis des Verstehens und Durcharbeitens aus, ebenso die Auswirkungen, die dies auf das Leben hat.

Parallel zu dieser Erfahrung des Patienten macht der Kliniker die Erfahrung, dass sich sein Selbst in Bezug auf den Patienten verändert. »Was hat mich dieser Patient über meine Nicht-Ich-Zustände gelehrt?«, kann zu einer selbstreflexiven Frage für den Behandler und seine Subjektivität werden.

Im Folgenden werde ich eine gekürzte Fallvignette von Stern als Beispiel für ein Enactment (mit einer schwachen Dissoziation) skizzieren, um die oben aufgeführte Haltung des »Hörens auf die dissoziativen Brüche« darzustellen. Dieses kurze Beispiel erinnert daran, dass Dissoziationen und die von ihnen ausgelösten Enactments nicht zwangsläufig so laut, dramatisch und schmerzhaft sein müssen, wie sie häufig in der relationalen Literatur (Levenkron, 2006; Davies, 2004; Black, 2003) dargestellt werden und dabei eher unter der von Stern (2010, S. 57) getroffenen Unterscheidung als »starke« Dissoziation fallen. Die subtileren »schwachen« Dissoziationen und Enactments, einschließlich unserer klinischen Reaktionen darauf, stellen realistischerweise den Teil der mehr oder weniger unauffälligen täglichen Arbeit eines jeden Klinikers dar.

> »Der Patient hatte sich ein paar Minuten verspätet, und ich nutzte die Gelegenheit, um einen kleinen Imbiss einzunehmen, aber er kam noch während des Essens. Es dauerte etwa eine Minute, bis ich fertig war, und ich fühlte mich ein wenig schuldig, als ich ihm im Wartezimmer begegnete, wo ich ihn (wohl aufgrund dieses Schuldgefühls) auf eine gedämpfte Art und Weise begrüßte, die meine übliche Wärme vermissen ließ – auch wenn ich diese Beobachtung erst später im Nachhinein machte. Der Patient spürte meine Kühle und nahm sie als Beweis dafür (auch das bemerkte er erst später), dass ich seine Bedürftigkeit mit der gleichen Verachtung betrachtete, die er sicher auch für seinen Vater empfunden hatte. Die Episode rief bei dem Patienten Wut hervor. Er beschuldigte mich bitterlich, ein unzulänglicher Analytiker und in Wirklichkeit ein grausamer Mensch zu sein, der es hätte besser wissen müssen, als einen helfenden Beruf zu ergreifen. Wir erlebten eine schmerzhafte Sitzung; aber im weiteren Verlauf konnte ich ihm schließlich verdeutlichen, was geschehen war, und zwar so, dass er erkannte, dass ich in demselben Moment, in dem er überzeugt war, ich würde (innerlich) mit den Augen rollen über das, was ich für seine erbärmliche Schwäche und Bedürftigkeit hielt, in Wirklichkeit aufgeregt und defensiv über seinen Angriff gewesen war und in Wirklichkeit gar nicht das gedacht hatte, was er glaubte, dass ich denken würde. Dies war nicht etwas, das durch Deutung hätte entstehen können – obwohl es schließlich eine Menge darüber zu sagen gab, und einige dieser Dinge waren Deutungen im traditionellen Sinne. Solange wir nicht den Halt dieser starren Enactments lockerten, solange wir nicht beide denken konnten, solange er nicht seine eigene Erfahrung mentalisieren konnte, hatte dieser Mann nur zwei Möglichkeiten, von denen er keine formulieren konnte. Er konnte die

Verächtlichkeit als einen inhärenten Aspekt seiner selbst annehmen, in diesem Fall hätte er sich selbst die Schuld geben und sich selbst hassen und schämen müssen; oder er konnte so handeln, wie er es tat, und sein Gefühl der Verächtlichkeit auf die Misshandlung durch mich zurückführen. Dieser Weg befreite ihn zwar vorübergehend von Scham und Selbsthass, führte aber in eine relationale Sackgasse, die in den meisten Kontexten des Lebens wahrscheinlich fatal für die zukünftigen Möglichkeiten dieser Beziehung gewesen wäre. Mit anderen Worten, er hatte nur die Wahl zwischen Selbstbeschuldigung und unerträglicher Scham oder Schuldzuweisung an den anderen mit begleitender Wut. Die letztgenannte Lösung, die Beschuldigung des anderen, stellt eine dissoziative Inszenierung dar: Die Verachtung wird im anderen verortet, und der andere wird dann – wie bei einer defensiv motivierten projektiven Identifizierung – so behandelt, als verkörpere er den Nicht-Ich-Teil des Selbst.

In dieser dissoziativen Inszenierung war es, als ob der Patient das analytische Feld um das Gefühl herum organisierte, dass ›Ich nicht der verachtenswerte kleine Junge meines Vaters sein darf, kann und will‹. Am Ende dieser Sitzung hatte ich begonnen, als der Zeuge zu fungieren, den der Patient nie gehabt hatte. Er sah, wie ich ihn genau in dem Moment sah, in dem er sich am sichersten fühlte, dass er Verachtung in mir geweckt hatte; aber das war nicht der Fall, und er konnte es sehen. Langsam, im Laufe der Zeit, mit Wiederholungen und Variationen des Themas, begriff der Patient, dass er mich nicht zu bekämpfen brauchte, um der Verachtung zu entgehen; stattdessen erkannte er, dass sein Leiden, so sehr es auch Anerkennung verdiente und so wenig er auch für seine Entstehung verantwortlich gewesen sein mochte, zu diesem Zeitpunkt sein Leiden war – seine Schöpfung oder Mitschöpfung. Indem er es akzeptierte, begann er, die Erfahrung für die Schaffung anderer Lebensformen zu nutzen. Das ›Nicht-Ich‹ begann ›Ich‹ zu werden. Mit der Zeit konnte er sein Leiden manchmal infrage stellen und sich in manchen Momenten so anders erleben, dass er sich davon befreien konnte« (Stern, 2025, S. 32).

Die Subjektivität des Therapeuten – Schlussbetrachtung

Narzisstische Vulnerabilität

Ein weitgehend unerforschter Bereich in der Psychoanalyse dreht sich um die ständige und wesentliche narzisstische Verletzlichkeit des Therapeuten. Die narzisstische Verletzlichkeit oder das narzisstische Gleichgewicht des Therapeuten ist dabei der Schauplatz für das mutuelle Enactment. Das therapeutische Setting ist eben keine reine Kultur, die nicht von der Persönlichkeit des Therapeuten oder Analytikers »kontaminiert« wäre, wie die klassische Psychoanalyse postuliert hat. Letztendlich müssen sich Therapeuten mit der Tatsache abfinden, dass es keine risikofreie Position gibt, in die sie sich zurückziehen könnten und von der aus sie das Geschehen »beobachten« könnten. Seiner Zeit weit voraus, formulierte Heinrich Racker (1968/2000): »Der ›Mythos der analytischen Situation‹ beginnt schon mit der Behauptung, die Analyse sei eine Angelegenheit zwischen einem Kranken und einem Gesunden« (S. 151f.).

Unser Berufsstand beginnt erst viele Jahrzehnte nach Rackers Postulat zu erkennen, dass das Medium für die Durchführung einer Psychotherapie oder Psychoanalyse eine »vulnerable Dyade« ist (Howell, 2020, S. xix). Was Therapeuten in die psychodynamische Situation einbringen, ist nicht eine Unverwundbarkeit, sondern vielmehr eine besondere (wenn auch unbeständige) Bereitschaft und eine geübte (wenn auch unvollkommene) Fähigkeit, ihre Verwundbarkeit zu akzeptieren und offen damit umzugehen. Karen Maroda (2022, S. 65) beschreibt in diesem Sinne die relationale Praxis als gekennzeichnet durch »gegenseitige Durchlässigkeit«, »die Akzeptanz der Verletzlichkeit« von Patient und Therapeut sowie durch die »Anerkennung der Durchlässigkeit« des Behandlers. Ebenso betont Jessica Benjamin (2006) in einem emotional berührenden Zitat, dass wir uns als Therapeuten der Tatsache stellen müssen, dass »wir bei unseren Patienten an seelische Wunden rühren oder gar in diese Wunden hineinstechen, während wir sie ›vernähen‹« (S. 71), und damit auch unsere eigene Angst davor, sich schuldig zu machen, »böse zu sein« oder zu verletzten zu können durcharbeiten müssen. Wenn wir dies nicht tun, so Benjamin, dann verfangen wir uns leicht in einem »Tanz der Symmetrie« mit dem Patienten in dem Versuch, die Rolle des schlechten Objekts und damit das selbstquälerische Gefühl, ein »schlechter Therapeut« zu sein, zu vermeiden. Sie beschreibt eindringlich eine Beobachtung, der ich mich aus meiner eigenen Supervisionsarbeit nur anschließen kann, dass meist in der zur Supervision gebrachten krisenhaften Zuspitzung beide Partner der therapeutischen Dyade in einen »Tanz der Symmetrie« geraten sind, in der jeder versucht, die Rolle »der Bösen« zu vermeiden, und dass es gerade dadurch zu einem Enactment kommt.

In ihrem neusten Buch stellt Karen Maroda (2022) die narzisstische Vulnerabilität der Therapeuten wiederholt fest. Ihrer Meinung nach haben wir die Rolle des Enactments in der relationalen Psychoanalyse deshalb überbetont, weil sie gut zu unserer Konfrontationsvermeidung und Passivität passt und zudem das Bedürfnis befriedigt, uns als psychodynamische Therapeuten als »gut« und »mit guten Absichten« zu sehen. Obwohl sie selbst eine Vorreiterin des Enactmentkonzepts war, kritisiert sie meines Erachtens zurecht einen inflationären Gebrauch, da sie der Meinung ist, dass viele potenzielle Enactments schon vorher durchgearbeitet werden könnten, wenn wir konfrontativer mit unseren Patienten wären. Viele Therapeuten oder Analytiker leiden darunter, dass sie zu passiv, masochistisch und konfliktscheu sind. Oftmals ist dieses Verhalten motiviert durch die Erfahrung, ein depressives oder anderweitig emotional gestörtes Familienmitglied ehemals heilen zu müssen, wodurch Therapeuten zu beschwichtigenden und übermäßig harmonisierenden Verhaltensweisen neigen. Diese Überbetonung der Harmonie führt geradezu zwangsläufig in ein Enactment mit den Patienten.

Ein weiterer »Schattenbereich«, der die Subjektivität des Therapeuten betrifft, wie sie sich aus der Biografie der zukünftigen Therapeuten ergibt, ist der Bereich der Überschätzung der eigenen *allmächtigen Verantwortung*, in der sie sich – wie damals in der Ursprungsfamilie – zu viel omnipotente Heilungsfantasien zugesprochen haben. Ironisch betrachtet könnte man zusammengefasst das Analytiker- oder Therapeutendasein daher als eine Form von Wiederholungszwang betrachten.

Diese beiden Dynamiken – das Streben nach Heilung mit einer Überschätzung der eigenen Verantwortung für diese Heilung und das Bedürfnis nach positiver Anerkennung durch andere – tragen zur narzisstischen Verwundbarkeit des Therapeuten bei und münden häufig in mutuellen Enactments. Viele Therapeuten fühlen sich aufgrund ihrer Wut in der Gegenübertragung so schuldig, dass sie sie komplett abspalten. Sie neigen dazu, Konflikte zu vermeiden, und beeilen sich allzu oft, die Harmonie wiederherzustellen, anstatt Aggressionen und Konflikte zuzulassen. Wie Eric Mendelsohn (2002) betont hat, kann der Therapeut zu sehr versuchen, Fehler zu vermeiden, oder sich verpflichtet fühlen, die Rolle eines neuen, guten oder kontrastierenden Objekts zu übernehmen.

Einer der Hauptgründe, warum wir meines Erachtens nicht frei sind, unsere psychodynamischen Fähigkeiten optimal zu nutzen, besteht darin, dass wir bewusst oder unbewusst befürchten, Schaden anzurichten. Da die meisten Patienten, die mit Traumatisierungen zu uns kommen, uns genau die Verletzungen in Form von Enactments präsentieren, die sie heilen wollen, kommen wir in die Position, die Sándor Ferenczi (1988) als einer der ersten artikuliert hat: die des »verletzten Heilers«.

In sehr grundlegender Art fordern Benjamin und Maroda von uns, sich schamfreier mit den Gefühlen der Unzulänglichkeit und Schuld auseinanderzusetzen, wie sie in der Regel im Enactment aufseiten des Therapeuten auftauchen. Hier entsteht viel Raum für Selbstgeißelung, obwohl eher Ehrfurcht angebracht wäre, um das Wirken der intersubjektiven Kommunikation von Unbewusstem zu Unbewusstem zu würdigen. Die relationale Perspektive ebnet das klinische Spielfeld in der Hinsicht, dass beide therapeutisch Beteiligten zu echten »Partnern im Denken« werden können, ein Punkt, den Donnel B. Stern (2010) gut formuliert hat.

Vom unilateralen Agieren zum mutuellen Enactment

Der rote Faden, der sich durch die Entwicklung der psychoanalytischen Konzepte zieht, ist die *zunehmende Intersubjektivierung der psychodynamischen Situation* – angefangen beim Agieren und beim Übertragungskonzept über die Ausarbeitung der Gegenübertragung und der projektiven Identifizierung bis hin zum zeitgenössischen Enactmentkonzept. Die Vorstellung von Übertragung und Gegenübertragung als trennbare Phänomene und Erlebensbereiche ist für viele zeitgenössische Kliniker durch die Konzepte der Intersubjektivität, der gegenseitigen projektiven Identifizierung und des mutuellen Enactments ersetzt worden.

Jedes Mal, wenn neue Konzepte in der Psychoanalyse eingeführt wurden, wurde die Subjektivität des Therapeuten ein wenig mehr in das Feld einbezogen und somit ein weiterer »Strahl des psychoanalytischen Prismas der Beziehung« weiter erforscht. Bei der Übertragung ist der Therapeut zum Beispiel nur eine Projektionsfläche, die das widerspiegelt, was der Patient auf ihn projiziert; bei der Gegenübertragung, die fünfzig Jahre später propagiert wurde, wird mit einbezogen, dass der Therapeut auf die Übertragung subjektiv reagiert; bei der projektiven Identifizierung kann der Therapeut sogar vom anderen kolonisiert und zur Aktualisierung von Selbstanteilen manipuliert werden; beim feldtheoretischen Enactmentkonzept wird hingegen ein Prozess postuliert, der auf der unbewussten Ebene vollkommen symmetrisch und mutuell ist, in der sich tatsächlich, wie Freud (1915) annahm, eine Kommunikation von Unbewusst-zu-Unbewusst manifestiert. Dabei ist es schwer zu bestimmen, wo der eine Teilnehmer der psychodynamischen Dyade aufhört und der andere anfängt. Eine Subjekt-Subjekt-Beziehung trat nun an die Stelle der Subjekt-Objekt-Beziehung, um die intersubjektive Reziprozität hervorzuheben.

Harry Stack Sullivans provokanter, oft zitierter Wunsch, Gott möge ihn vor einer Therapie bewahren, die gut verläuft (Levenson, 2017, S. 121), geht in eben diese Richtung des Verständnisses der Notwenigkeit von Enactments. Damit wollte Sullivan verdeutlichen, dass eine erfolgreiche Behandlung nicht nur reibungslos abläuft, während man sich daran erfreut, den Patienten wachsen zu sehen, sondern dass eine affektiv intensive Therapie eine Verwicklung geradezu *notwendig* macht. Und noch einmal Bromberg (2006, S. 86): »Es sind die Unebenheiten auf dem Königsweg, die die größte Hebelwirkung für therapeutische Maßnahmen haben.« Er kommt zu dem Schluss, dass eine Psychoanalyse oder Psychotherapie ohne Schlaglöcher letztlich eine Pseudoanalyse bzw. Pseudotherapie sei. »Letztendlich sind wir also erfolgreich, indem wir scheitern – auf die Art des Patienten scheitern«, so schrieb schon Winnicott (1965/1974, S. 258) weise.

Obwohl das Konzept des analytischen Feldes in der Psychoanalyse viel häufiger als früher anerkannt wird, gründen die meisten Psychoanalytiker oder Psychotherapeuten ihre Ansichten über den klinischen Prozess immer noch auf die individuelle Psyche: Der Therapeut oder Analytiker studiert die Erfahrung des Patienten, sucht nach ihren unbewussten Wurzeln und bietet dem Patienten ein solches Verständnis an, wenn dies möglich ist. In der modernen Psychoanalyse wird die psychodynamische Situation hingegen als das Interagieren zweier Personen begriffen, die sich beide in ihrer Subjektivität verstehen müssen.

Der entscheidende Fortschritt in Theorie und Technik, der von verschiedenen relationalen Autoren herausgearbeitet wurde, besteht darin, dass die persönliche Ansprechbarkeit und Vulnerabilität des Therapeuten einen wirklichen Unterschied für die Patienten ausmacht und dass es die emotionalen Aspekte der Interventionen eines Therapeuten sind, die am meisten zu ihrer transformativen Wirkung beitragen. Aus der relationalen Perspektive ist es also entscheidend, den Beitrag des Analytikers oder Therapeuten zu den Enactments *anzuerkennen* – mindestens genauso viel wie den des Patienten. Es geht darum, dass der Therapeut seine nicht zu reduzierende Subjektivität und deren Auswirkungen anerkennt und mit in seine Überlegungen und Interventionen einbezieht. Relationale und intersubjektive Theorie haben den Analytiker oder Therapeuten als Person in das Behandlungszimmer gebracht, und zwar mit einem Grad an Beteiligung, der sowohl berauschend, befreiend als auch schwindelerregend und verunsichernd sein kann.

Die selbstreflexive Empfänglichkeit dem Patienten, sich selbst und der Interaktion gegenüber, ist, wie Stephen Mitchell (2005) ebenso deutlich hervorhebt, eine hohe Kunst – die Kunst, sich auch außerhalb der Sicherheit vermittelnden Rolle des Experten zu bewegen und das Ungewisse nicht nur zu ertragen, sondern sogar schätzen und genießen zu lernen. In seiner typisch humorvollen Art ruft uns Mitchell die berühmte Liedzeile von John Lennon in Erinnerung – »Life is what happens when you're busy making other plans« (»Leben ist das, was passiert, während du fleißig dabei bist, andere Pläne zu schmieden«) – und überträgt diese Lebensweisheit auf die therapeutische Haltung: »Die wesentlichen Merkmale der Übertragung und Gegenübertragung sind das, was passiert, wenn man denkt, man sei einfach nur Analytiker. Analytiker zu sein ist nie einfach; wenn es so aussieht, ist etwas nicht in Ordnung« (Mitchell, 1993, S. 210).

Genau wie im Leben geschieht das Enactment, wenn man wegschaut, vielleicht durch etwas anderes abgelenkt wird, zum Beispiel mit den *Inhalten* der Erzählung beschäftigt ist und diesen versucht, rational zu folgen und (linkshemisphärische) Deutungen zu geben. Mit anderen Worten: Enactments treten auf, ohne dass es uns als Therapeuten bewusst wird oder wir es gar beabsichtigen, unabhängig von der jeweiligen Theorie oder klinischen Technik, die wir vertreten, unabhängig davon, ob wir eher konservativ-analytisch vorgehen und Interaktionen möglichst vermeiden oder ob wir intersubjektiv-relational in den Interaktionsfluss eintauchen. Während wir als Analytiker oder Therapeuten damit beschäftigt sind, einfach nur Therapeuten zu sein, läuft parallel und meist unbewusst die in Szene gesetzte Dimension der psychodynamischen Therapie ab. Der Weg zum Unbewussten des Patienten wird geschaffen, und er wird non-linear durch die eigene unbewusste Beteiligung des Therapeuten an dem therapeutischen Prozess geschaffen, selbst wenn dieser denkt, er beobachte ihn nur: »Enactments sind das, was passiert, während wir fleißig dabei sind, einfach nur Therapie zu machen.«

Literatur

Akhtar, S. (2013). *Psychoanalytic Listening – Methods, Limits, and Innovations*. Routledge.

Allen, J. G., Fonagy, P. & Bateman, A. W. (2011). *Mentalisieren in der psychotherapeutischen Praxis*. Klett-Cotta.

Allen, J. G., Lemma, A. & Fonagy, P. (2015). Trauma. In Bateman, A. W. & Fonagy, P. (Hrsg.), *Handbuch Mentalisieren* (S. 477–506). Psychosozial-Verlag.

Alvarez, A. (1999). Widening the Bridge. *Psychoanal. Dial., 9*(2), 205–217.

Andrade, V. (2005). Affect and the Therapeutic Action of Psychoanalysis. *Int. J. Psychoanal., 86*, 677–697.

Argelander, H. (1970). Die szenische Funktion des Ichs und ihr Anteil an der Symptom- und Charakterbildung. *Psyche – Z. Psychoanal., 24*, 325–345.

Aron, L. (1991). The Patient's Experience of the Analyst's Subjectivity. *Psychoanal. Dial., 1*(1), 29–51.

Aron, L. (1996). *A Meeting of Minds: Mutuality in Psychoanalysis*. Analytic Press.

Aron, L. (2003). The Paradoxical Place of Enactment in Psychoanalysis. *Psychoanal. Dial., 13*(5), 623–631.

Aron, L. & Anderson, F. S. (Hrsg.) (1998). *Relational Perspectives on the Body*. Routledge.

Aron, L. & Atlas, G. (2018). *Dramatic Dialogue – Contemporary Clinical Practice*. Routledge.

Aron, L. & Atlas, G. (2019). Dramatic Dialogue: Dreaming & Drama in Contemporary Clinical Practice. *Psychoanal. Persp., 16*(3), 249–271.

Aron, L. & Harris, A. (Hrsg.) (1993). *The Legacy of Sándor Ferenczi*. Analytic Press.

Atlas, G., Ginot, E., Kraus, J. & Leo, G. (Hrsg.) (2019). *Enactment in Psychoanalysis*. Edizioni Frenis Zero.

Auchincloss, E. L. & Samberg, E. (2012). *Psychoanalytic Terms and Concepts*. American Psychoanalytic Association.

Bass, A. (2003). »E« Enactments in Psychoanalysis: Another Message. *Psychoanal. Dial., 13*(5), 657–675.

Bateman, A. W. & Fonagy, P. (2008). *Psychotherapie der Borderline-Persönlichkeitsstörung. Ein mentalisierungsgestütztes Behandlungskonzept*. Psychosozial-Verlag.

Bateman, A. W. & Fonagy, P. (2015). Borderline-Persönlichkeitsstörung. In

Bateman, A.W. & Fonagy (Hrsg.), *Handbuch Mentalisieren* (S. 315–332). Psychosozial-Verlag.

Beebe, B. & Lachmann, F. (2003). The Relational Turn in Psychoanalysis. *Contemp. Psychoanal., 39*(3), 379–409.

Beebe, B. & Lachmann, F. (2004). *Säuglingsforschung und die Psychotherapie Erwachsener.* Klett-Cotta.

Benjamin, J. (1990). An Outline of Intersubjectivity – The Development of Recognition. *Psychoanal. Psy.*, 7, 33–46.

Benjamin, J. (2004). Beyond Doer and Done to: An Intersubjective View of Thirdness. *Psychoanal. Quart., 73,* 5–46.

Benjamin, J. (2006). Tue ich oder wird mir angetan? Ein intersubjektives Triangulierungskonzept. In Altmeyer, M. & Thomä, H. (Hrsg.), *Die vernetzte Seele. Die intersubjektive Wende in der Psychoanalyse.* Klett-Cotta.

Benjamin, J. (2009). A Relational Psychoanalysis Perspective on the Necessity of Acknowledging Failure in order to Restore the Facilitating and Containing Features of the Intersubjective Relationship. *Int. J. Psychoanal., 90*(3), 441–450.

Benjamin, J. (2010). Where's the Gap and What's the Difference? The Relational View of Intersubjectivity, Multiple Selves, and Enactments. *Contemp. Psychoanal., 46*(1), 112–119.

Benjamin, J. (2016). From Enactment to Play: Metacommunication, Acknowledgment and the Third of Paradox. *Rivista Psicoanal., 62*(3), 565–593.

Benjamin, J. (2018). *Beyond Doer and Done To – Recognition Theory, Intersubjectivity, and the Third.* Routledge.

Bion, W. (1962). *Lernen durch Erfahrung.* Suhrkamp.

Black, M. (2003). Enactment: Analytic Musings on Engergy, Language, and Personal Growth. *Psychoanal. Dial., 13*(5), 633–655.

Boesky, D. (1990). The Psychoanalytic Process and its Components. *Psychoanal. Quart., 59*, 550–584.

Bohleber, W. (2007). Remembrance, Trauma, and Collective Memory: The Battle for Memory in psychoanalysis. *Int. J. Psychoanal., 88,* 329–352.

Bohleber, W. (2012). *Was Psychoanalyse heute leistet. Identität und Intersubjektivität, Trauma und Therapie, Gewalt und Gesellschaft.* Klett-Cotta.

Bohleber, W. (2013). The concept of intersubjectivity in psychoanalysis: Taking critical stock. *Int. J. Psychoanal., 94,* 799–823.

Bohleber, W. (2014). Auf der Suche nach Repräsentanz – Analytisches Arbeiten an der Schnittstelle von Ungedachtem und symbolisch Repräsentiertem. *Psyche – Z. Psychoanal., 68,* 777–786.

Bohleber, W. (2018). Übertragung – Gegenübertragung – Intersubjektivität. *Psyche – Z. Psychoanal., 72,* 702–733.

Bohleber, W., Fonagy, P., Jiménez, J., Scarfone, D. & Varvin, S. (2013). Für einen besseren Umgang mit psychoanalytischen Konzepten, modellhaft illustriert am Konzept »Enactment«. *Psyche – Z. Psychoanal., 67*(12), 1212–1250.

Bollas, C. (1997). *Der Schatten des Objekts.* Klett-Cotta.

Borgogno, F. & Vigna-Taglianti, M. (2008). Role-Reversal: A Somewhat neglected Mirror of Heritages of the Past. *Amer. J. Psychoanal., 68*, 313–324.

BCPSG – Boston Change Process Study Group (2014). Enactment und das Auftauchen einer neuen Beziehungsorganisation. *Psyche – Z. Psychoanal.*, 68, 971–996.

Bromberg, P. (1998). *Standing in the Spaces. Essays on Clinical Process, Trauma & Dissociation.* Psychology Press.

Bromberg, P. (2000). Potholes on the Royal Road – Or is it An Abyss? *Contemp. Psychoanal., 36*(1), 5–28.

Bromberg, P. (2001). Treating Patients with Symptoms – and Symptoms with Patience. Reflections on Shame, Dissociation, and Eating Disorders. *Psychoanal. Dial., 11,* 891–912.

Bromberg, P. (2006). *Awakening the Dreamer. Clinical Journeys.* Routledge.

Bromberg, P. (2008). Shrinking the Tsunami – Affect Regulation, Dissociation, and the Shadow of the Flood. *Contemp. Psychoanal., 44*(3), 329–350.

Bromberg, P. (2009). Multiple Self-States, the Relational Mind, and Dissociation. In Dell, P. & O'Nell, J. (Hrsg.), *Dissociation and the Dissociative Disorders.* Routledge.

Bromberg, P. (2011). *The Shadow of the Tsunami and the Growth of the Relational Mind.* Routledge.

Bromberg, P. (2014). Sullivan as Pragmatic Visionary. *Contemp. Psychoanal., 50*(4), 509–530.

Bromberg, P. (2017). Psychotherapy as the Growth of Wholeness – The Negotiation of Individuality and Otherness. In Solomon, M. & Siegel, D. (Hrsg.), *How People Change: Relationships and Neuroplasticity in Psychotherapy* (S. 14–52). Norton & Company.

Bromberg, P. (2022). Psychotherapy as the Art of Uncertainty. *Contemp. Psychoanal., 58*(2), 176–201.

Bucci, W. (2003). Varieties of Dissociative Experiences. *Psychoanal. Psy., 20*(3), 542–557.

Bucci, W. (2007). Dissociation from the Perspective of Multiple Code Theory – Part II. *Contemp. Psychoanal., 43*(3), 305–326.

Bucci, W. (2021). *Emotional Communication and Therapeutic Change.* Routledge.

Buechler, S. (2008). *Making a Difference in Patient's Lives.* Routledge.

Casement, P. (1985). *Learning from the Patient.* Guildford Press.

Cassorla, R. (2001). Acute Enactment as a »Resource« in Disclosing a Collusion Between the Analytic Dyad. *Int. J. Psychoanal., 82*(6), 1155–1170.

Cassorla, R. (2012). What Happens Before and After Acute Enactments? *Int. J. Psychoanal., 93*(1), 58–80.

Cassorla, R. (2018). *The Psychoanalyst, the Theatre of Dreams and the Clinic of Enactment.* Routledge.

Celenza, A. (2022). *Transference, Love, Being. Essential Essays from the Field.* Routledge.

Chefetz, R.A. (2015). *Intensive Psychotherapy for Persistent Dissociative Processes.* Norton & Company.

Chefetz, R.A. & Bromberg, P. (2004). Talking with »Me« and »Not-Me«: A Dialogue. *Contemp. Psychoanal., 40,* 409–464.

Chused, J.F. (1991). The Evocative Power of Enactments. *J. Amer. Psychoanal. Assn., 39,* 615–639.

Chused, J.F. (1996). The Patient's Perception of the Analyst's Countertransference. *Canadian J. Psychoanal., 4,* 231–253.

Chused, J.F. (1997). Discussion of "Observing-Participation, Mutual Enactment, And the New Classical Models«. *Contemp. Psychoanal.,* 33, 277.

Chused, J.F. (2003). The Role of Enactments. *Psychoanal. Dial., 13,* 677–687.

Chused, J.F. (2012). The Analyst's Narcissism. *J. Amer. Psychoanal. Assn., 60*(5), 899–915.

Civitarese, G. & Ferro, A. (2020). *A Short Introduction to Psychoanalysis.* Routledge.

Civitarese, G. & Ferro, A. (2022). *Playing and Vitality in Psychoanalysis.* Routledge.

Cooney, A.S. & Sopher, R. (2021). *Vitalization in Psychoanalysis. Perspectives on Being and Becoming.* Routledge.

Cooper, S. (2000). *Objects of Hope. Exploring Possibility and Limit in Psychoanalysis.* Analytic Press.

Corbella, V. (2021). Enactment: A Necessary Conceptual Review. *Int. J. Psychoanal., 102*(1), 51–67.

Craparo, G. & Mucci, C. (Hrsg.) (2017). *Unrepressed Unconscious, Implicit Memory, and Clinical Work.* Routledge.

Davies, J.M. (1996). Linking the »Pre-Analytic« with the Postclassical: Integration, Dissociation, and the Multiplicity of the Unconscious Process. *Contemp. Psychoanal., 32,* 553–576.

Davies, J.M. (1998). Repression and Dissociation – Freud and Janet: Fairbairn's New Model of Unconscious Process. In Skolnick, N. & Scharff, D. (Hrsg.), *Fairbairn – Then and Now.* The Analytic Press.

Davies, J.M. (2004). Whose Bad Objects Are We Anyway? Repetition and Our Elusive Love Affair with Evil. *Psychoanal. Dial., 14,* 711–732.

Davies, J.M. (2018). The »Rituals« of the Relational Perspective: Theoretical Shifts and Clinical Implications. *Psychoanal. Dial., 28,* 651–669.

Davies, J.M. & Frawley, M.G. (1994). *Treating the Adult Survivor of Childhood Sexual Abuse.* Basic Books.

De Forrest, I. (1942). The Therapeutic Technique of Sándor Ferenczi. *Int. J. Psychoanal., 23,* 120–139.

Eagle, M. (1984). *Recent Development in Psychoanalysis: A Critical Evaluation.* Harvard University Press.

Ellman, S.J. & Moskowitz, M. (Hrsg.) (1998). *Enactment. Toward a New Approach to the Therapeutic Relationship.* Jason Aronson.

Ermann, M. (2016). Prozedurale Faktoren in der psychoanalytischen Behandlung. Übertragung und Enactment aus intersubjektiver Sicht. *Forum Psychoanal., 32,* 53–68.

Ermann, M. (2017). *Der Andere in der Psychoanalyse. Die intersubjektive Wende.* Kohlhammer.

Evans, H. M. (2008). Panel report: The action in therapeutic action: Nonverbal Interventions. *J. Amer. Psychoanal. Assn., 56*(2), 565–572.

Fairbairn, W. R. D. (1958/2007). *Das Selbst und die inneren Objektbeziehungen.* Psychosozial-Verlag.

Ferenczi, S. (1988). *Das klinische Tagebuch.* Psychosozial-Verlag.

Ferenczi, S. (1912). Zur Begriffsbestimmung der Introjektion. In Ferenczi, S. (1970), *Schriften zur Psychoanalyse. Bd. 1* (S. 159–161). Fischer.

Ferenczi, S. (1928). Die Elastizität der psychoanalytischen Technik. In Ferenczi, S. (1972), *Bausteine zur Psychoanalyse. Bd. II* (S. 336–354). Internationaler Psychoanalytischer Verlag.

Ferenczi, S. (1931). Kinderanalysen mit Erwachsenen. In Ferenczi, S. (1972), *Bausteine zur Psychoanalyse. Bd. II* (S. 386–407). Internationaler Psychoanalytischer Verlag.

Ferenczi, S. (1933). Die Sprachverwirrung zwischen den Erwachsenen und dem Kind. In Ferenczi, S. (1972), *Bausteine zur Psychoanalyse. Bd. II* (S. 426–439). Internationaler Psychoanalytischer Verlag.

Ferenczi, S. (1949). Final Contributions to the problems and methods of Psychoanalysis. Notes, and Fragments (1920 and 1930). *Int. J. Psychoanal., 30,* 231–242.

Ferenczi, S. & Rank, O. (1924). *Entwicklungsziele der Psychoanalyse. Zur Wechselbeziehung von Theorie und Praxis.* Turia & Kant.

Fonagy, P. & Nolte, T. (2023). *Epistemisches Vertrauen.* Klett-Cotta.

Fonagy, P., Bateman, A. W. & Luyten, P. (2015). Einführung. In Bateman, A. W. & Fonagy, P. (Hrsg.), *Handbuch Mentalisieren* (S. 315–332). Psychosozial-Verlag.

Fonagy, P., Gergely, G., Jurist, E. L. & Target, M. (2004). *Affektregulierung, Mentalisierung und die Entwicklung des Selbst.* Klett-Cotta.

Freud, S. (1905). *Bruchstück einer Hysterie-Analyse. GW V* (S. 163–224). Fischer.

Freud, S. (1912). Ratschläge für den Arzt bei der psychoanalytischen Behandlung. *GW VIII* (S. 376–387). Fischer.

Freud, S. (1913). Die Disposition zur Zwangsneurose. *GW VIII* (S. 442–452). Fischer.

Freud, S. (1914). Erinnern, Wiederholen und Durcharbeiten. *GW X* (S. 126–136). Fischer.

Freud, S. (1915). Das Unbewusste. *GW X* (S. 264–303). Fischer.

Freud, S. (1916). *Vorlesungen zur Einführung in die Psychoanalyse. GW XI.* Fischer.

Friedman, J. & Natterson, J. M. (1999). Enactments: An Intersubjective Perspective. *Psychoanal. Quart., 68*(2), 220–247.

Gabbard, G. O. (1999). Gegenübertragung: Die Herausbildung einer gemeinsamen Grundlage. *Psyche – Z. Psychoanal., 53*(9), 972–990.

Gabbard, G. O. & Lester, E. P. (1995). *Boundaries and Boundary Violations in Psychoanalysis.* American Psychiatric Publishing.

Gabbard, G. O. & Westen, D. (2003). Rethinking therapeutic action. *Int. J. Psychoanal., 84,* 823–841.

Gerson, S. (2004). The Relational Unconscious: A Core Element of Intersubjectivity, Thirdness, and Clinical Process. *Psychoanal. Quart., 73*(1), 63–98.

Ghent, E. (1989). Credo – The Dialectics of One-Person and Two-Person Psychologies. *Contemp. Psychoanal., 25*, 169–211.

Ghent, E. (1990). Masochism, Submission, Surrender – Masochism as a Perversion of Surrender. *Contemp. Psychoanal., 26,* 108–136.

Ginot, E. (2007). Intersubjectivity and Neuroscience: Understanding Enactment and Their Therapeutic Significance within Emerging Paradigms. *Psychoanal. Psy., 24,* 317–332.

Ginot, E. (2009). The Empathic Power of Enactments: The Link between Neuropsychological Processes and an Expanded Definition of Empathy. *Psychoanal. Psy., 26,* 290–309.

Ginot, E. (2015). *The Neuropsychology of the Unconscious: Integrating Brain and Mind in Psychotherapy.* Norton & Company.

Greenberg, J. (1986). Theoretical models and the analyst's neutrality. *Contemp. Psychoanal., 6,* 87–106.

Greenberg, J. (1995). Psychoanalytic Technique and the Interactive Matrix. *Psychoanal. Quart., 64,* 1–22.

Greenberg, J. (1996). Psychoanalytic Interaction. *Psychoanal. Inq., 16,* 25–38.

Greenberg, J. (2001). The Analyst's Participation: A new Look. *J. Amer. Psychoanal. Assn., 49,* 359–381.

Greenberg, J. & Mitchell, S. (1983). *Object Relations in Psychoanalytic Theory.* Harvard University Press.

Grossmark, R. (2012). The Flow of Enactive Engagement. *Contemp. Psychoanal., 48,* 287–300.

Grossmark, R. (2018). *The Unobtrusive Relational Analyst.* Routledge.

Grossmark, R. (2024). The Untelling. *Psychoanal. Dial., 34*(1), 3–19.

Gumz, A. (2020). *Kompetent mit Spannungen und Krisen in der therapeutischen Beziehung umgehen.* Vandenhoeck & Ruprecht.

Gumz, A. & Hörz-Sagstetter, S. (2018). *Psychodynamische Psychotherapie in der Praxis.* Beltz.

Harris, A. & Kuchuck, S. (Hrsg.) (2015). *The Legacy of Sándor Ferenczi. From Ghost to Ancestor.* (Eds.) Routledge.

Hill, D. (2015). *Affect Regulation Theory – A Clinical Model.* Norton & Company.

Hill, D. (2025). *Affect, Consciousness and Self.* Routledge.

Hinz, H. (2002). Wer nicht verwickelt wird, spielt keine Rolle. *Jahrb. Psychoanal., 44,* 197–223.

Hirsch, I. (1996). Observing-Participation, Mutual Enactment, and the New Classical Models. *Contemp. Psychoanal., 32,* 359–383.

Hirsch, I. (1998). The Concept of Enactment and Theoretical Convergence. *Psychoanal. Quart., 67*(19), 78–101.

Hirsch, I. (2015). *The Interpersonal Tradition. The Origins of Psychoanalytic Subjectivity.* Routledge.

Hirsch, I. (2018). *More Human Than Otherwise. Selected Papers of Irwin Hirsch.* IPBooks.

Hock, U. & Scarfone, D. (Hrsg.) (2024). *On Freud's »Remembering, Repeating and Working Through«.* Routledge.

Hoffman, I.Z. (1983). The Patient as Interpreter of the Analyst's Experience. *Contemp. Psychoanal., 19,* 389–422.

Hoffman, I.Z. (1994). Dialectical Thinking and Therapeutic Action in the Psychoanalytic Process. *Psychoanal. Quart., 63,* 187–218.

Holmes, J. (2012). *Sichere Bindung und Psychodynamische Therapie.* Klett-Cotta.

Howell, F. (2005). *The Dissociative Mind.* Routledge.

Howell, F. (2020). *Trauma and Dissociation-Informed Psychotherapy.* Norton.

Howell, F. & Itzkowitz, S. (Hrsg.) (2016). *The Dissociative Mind in Psychoanalysis.* Routledge.

Ivey, G. (2008). Enactment Controversies: A Critical Review of Current Debates. *Int. J. Psychoanal., 89,* 19–38.

Jacobs, T.J. (1986). On Countertransference Enactments. *J. Amer. Psychoanal. Assn., 34,* 289–307.

Jacobs, T.J. (1991). *The Use of The Self.* International Psychoanalytic Books.

Jacobs, T.J. (1993). The inner experiences of the analyst: Their contribution to the analytic process. *Int. J. Psychoanal., 74,* 7–14.

Jacobs, T.J. (2000). Unbewusste Kommunikation und verdeckte Enactments im analytischen Setting. In Streeck, U. (Hrsg.), *Erinnern, Agieren und Inszenieren* (S. 97–126). Vandenhoeck & Ruprecht.

Jacobs, T.J. (2002). Impasse and Progress in Analysis. *J. Clin. Psychoanal., 11*(2), 295–319.

Jacobs, T.J. (2018). *Theodore Jacobs on »On Countertransference Enactments«.* PEP/UCL Top Authors Project Video Collection, 1, 25.

Janet, P. (1898). *L'Automatisme psychologique.* Alcan.

Jimenez, J.P. & Fonagy, P. (2011). Towards a Description of the Enactment as a Clinical Phenomenon. *Vortragsmanuskript IPA-Congress Mexico 2011.*

Jurist, E. (2018). *Minding Emotions. Cultivating Mentalization in Psychotherapy.* Guilford.

Katz, G. (2014). *The Play Within the Play. The Enacted Dimension of Psychoanalytic Process.* Routledge.

Kernberg, O. (2011). Divergent Contemporary Trends in Psychoanalytic Theory. *Psychoanal. Rev., 98*(1), 633–664.

Khan, M. (1976). *The Privacy of the Self.* Karnac.

Klein, M. (1972). *Das Seelenleben des Kleinkindes und andere Beiträge zur Psychoanalyse.* Klett-Cotta.

Klüwer, R. (1983). Agieren und Mitagieren. *Psyche – Z. Psychoanal., 37*(9), 828–840.

Klüwer, R. (2000). Agieren. In Mertens, W. & Waldvogel, B. (Hrsg.), *Handbuch psychoanalytischer Grundbegriffe* (S. 42–45). Kohlhammer.

Klüwer, R. (2001). Szene, Handlungsdialog (Enactment) und Verstehen. In Bohleber, W. (Hrsg.), *Die Gegenwart der Psychoanalyse – die Psychoanalyse der Gegenwart.* Klett-Cotta.

Knoblauch, S.H. (2000). *The Musical Edge of Therapeutic Dialogue.* The Analytic Press.

Knoblauch, S.H. (2019). Fluidität der Emotionen und Verletzlichkeit in der therapeutischen Situation. *Psyche – Z. Psychoanal., 73,* 235–263.

Knoblauch, S.H. (2021). *Bodies and Social Rhythms. Navigating Unconscious Vulnerability and Emotional Fluidity.* Routledge.

Kuchuck, S. (2009). »Do ask, do tell«? Narcissistic Need as a Determinant of Analyst Self-disclosure. *Psychoanal. Rev., 96*(6), 1007–1024.

Kuchuck, S. (2018). The Analyst's Subjectivity: On the Impact of Inadvertent, Deliberate, and Silent Disclosure. *Psychoanal. Persp., 15*(3), 265–274.

Kuchuck, S. (2021). *The Relational Revolution in Psychoanalysis and Psychotherapy.* Confer Books.

Laimböck, A. (2015). *Die Szene verstehen. Die psychoanalytische Methode in verschiedenen Settings.* Brandes & Apsel.

Lear, J. (2003). *Freud.* Routledge.

Levenkron, H. (2006). Love (and Hate) With the Proper Stranger: Affective Honesty and Enactment. *Psychoanal. Inq., 26*(2), 157–181.

Levenson, E. (1991). Standoffs, Impasses and Stalemates. *Contemp. Psychoanal., 27,* 511–517.

Levenson, E. (1996). Aspects of Self-revelation and Self-disclosure. *Contemp. Psychoanal., 32,* 237–247.

Levenson, E. (2001). The Enigma of the Unconscious. *Contemp. Psychoanal., 37*(2), 239–252.

Levenson, E. (2005). *The Fallacy of Understanding* (1972) & *The Ambiguity of Change* (1983). Routledge.

Levenson, E. (2006). Response to John Steiner. *Int. J. Psychoanal., 87*(2), 321–324.

Levenson, E. (2017). *The Purloined Self. Interpersonal Perspectives in Psychoanalysis.* Routledge.

Levenson, E. (2018). *Interpersonal Psychoanalysis and the Enigma of Consciousness.* Routledge.

Levenson, E., Hirsch, I. & Iannuzzi, V. (2005b). Interview with Edgar Levenson. *Contemp. Psychoanal., 41*(4), 593–644.

Levine, H.B., Reed, G.S. & Scarfone, D. (Hrsg.) (2013). *Unrepresented States and the Construction of Meaning*. Karnac.

Levine, H.B. (2014). Die nichtfarbige Leinwand: Repräsentation, therapeutisches Handeln und die Bildung der Psyche. *Psyche – Z. Psychoanal., 68,* 787–819.

Lewin, K. (1951/2012). *Feldtheorie in den Sozialwissenschaften.* Hogrefe.

Loewald, H. (1980). *Psychoanalyse. Aufsätze aus den Jahren 1951–1979.* Klett-Cotta.

Loewald, H. (1986). Transference-countertransference. *J. Amer. Psychoanal. Assn., 34,* 275–287.

Lorenzer, A. (1970). *Sprachzerstörung und Rekonstruktion.* Suhrkamp.

Lothane, Z. (2009). Dramatology in Life, Disorder, and Psychoanalytic Therapy: A Further Contribution to Interpersonal Psychoanalysis. *Int. Forum Psychoanal., 18*(3), 135–148.

Lothane, Z. (2010). Sándor Ferenczi, the Dramatologist of Love. *Psychoanal. Persp., 7*(1), 165–182.

Lyons-Ruth, R. (1999). The Two-Person Unconscious: Intersubjective Dialogue, Enactive Relational Representation, and the Emergence of New Forms of Relational Organization. *Psychoanal. Inq., 19,* 576–617.

Mancia, M. (2006). Implicit Memory and Early Unrepressed Unconscious: Their Role in the Therapeutic Process. *Int. J. Psychoanal., 87,* 83–103.

Marcus, D. (1997). On Knowing What One Knows. *Psychoanal. Quart., 66,* 219–241.

Marks-Tarlow, T. (2011). Merging and Emerging: A Nonlinear Portrait of Intersubjectivity During Psychotherapy. *Psychoanal. Dial., 21*(1), 110–127.

Marks-Tarlow, T. (2015). Commentary on Dynamical Systems Therapy: Theory and Practical Applications. *Psychoanal. Dial., 25*(1), 131–135.

Maroda, K. (1998). Enactment – When the Patient's and Analyts's Past Converge. *Psychoanal. Psy., 15*(4), 517–535.

Maroda, K. (2010). *Psychodynamic Techniques. Working with Emotion in the Therapeutic Relationship.* Guilford.

Maroda, K. (2019). Deconstructing Enactment. *Amer. Psychol. Assoc., 37*(1), 8–17.

Maroda, K. (2022). *The Analyst's Vulnerability. Impact on Theory and Practice.* Routledge.

McDougal, J. (1988). *Theater der Seele.* Verlag Internationale Psychoanalyse.

McGilchrist, I. (2009). *The Master and his Emissary.* Yale University.

McLaughlin, J. (1987). The Play of Transference: Some Reflections on Enactment in the Psychoanalytic Situation. *J. Amer. Psychoanal. Assn., 35,* 557–582.

McLaughlin, J. (1991). Clinical and Theoretical Aspects of Enactment. *J. Amer. Psychoanal. Assn., 39,* 595–614.

McLaughlin, J. (2005). *The Healer's Bent. Solitude and Dialogue in the Clinical Encounter.* Analytic Press.

McLaughlin, J. T. & Johan, M. (1992). Enactments in Psychoanalysis. *J. Amer. Psychoanal. Assn., 40,* 827–841.

Meares, R. (2012). *A Dissociation Model of Borderline Personality Disorder.* Norton & Company.

Meares, R. (2017). The Disintegrative Core of Relational Trauma and a Way toward Unity. In Solomon, M. & Siegel, D. (Hrsg.), *How People Change. Relationship and Neuroplasticity in Psychotherapy* (S. 149–166). Norton & Company.

Mendelsohn, E. (2002). The Analyst's Bad-enough Participation. *Psychoanal. Dial., 12,* 331–358.

Mertens, W. (2013). Das Zwei-Personen-Unbewusste – unbewusste Wahrneh-

mungsprozesse in der analytischen Situation. *Psyche – Z. Psychoanal.*, *67*, 817–843.
Mertens, W. (2023): Szene und szenisches Verstehen. Wo Übertragung und Gegenübertragung sich verweben. *Psyche – Z. Psychoanal.*, *77*(9/10), 824–848.
Mitchell, S.A. (1988). *Relational concepts in psychoanalysis.* Harvard University.
Mitchell, S.A. (1991). Contemporary Perspectives on Self: Toward an Integration. *Psychoanal. Dial.*, *1*(2), 121–147.
Mitchell, S.A. (1993). *Hope and Dread in Psychoanalysis.* Basic Books.
Mitchell, S.A. (2003). *Bindung und Beziehung. Auf dem Weg zu einer relationalen Psychoanalyse.* Psychosozial-Verlag.
Mitchell, S.A. (2005). *Psychoanalyse als Dialog. Einfluss und Autonomie in der analytischen Beziehung.* Psychosozial-Verlag.
Mitchell, S.A. & Aron, L. (Hrsg.) (1999). *Relational Psychoanalysis. The emergence of a tradition.* Analytic Press.
Mucci, C. (2018). *Borderline Bodies. Affect Regulation Therapy for Personality Disorders.* Norton & Company.
Mucci, C. (2022). *Resilience and Survival. Understanding and Healing Intergenerational Trauma.* Confer Books.
Ogden, T. (2004). The Analytic Third: Implications for Psychoanalytic Theory and Technique. *Psychoanal. Quart.*, *73*(1), 167–195.
Ogden, T. (2014). Fear of Breakdown and the Unlived Life. *Int. J. Psychoanal.*, *95,* 205–223.
Pagano, C. (2012). Exploring the Therapist's Use of Self: Enactments, Improvisation and Affect in Psychodynamic Psychotherapy. *Amer. J. Psychother.*, *66*(3), 205.
Pally, R. (2005). A Primary Role for Nonverbal Communication in Psychoanalysis. *Psychoanal. Inq.*, *21*(1), 71–93.
Phillips, A. (2016). On »Remembering, Repeating and Working Through«, Again. *Contemp. Psychoanal.*, *52,* 375–382.
Pizer, S.A. (1998). *Building Bridges. The Negotiation of Paradox in Psychoanalysis.* The Analytic Press.
Plakun, E.M. (1999). Sexual Misconduct and Enactment. *J. Psychother. Pract. Res.*, *8*(4), 284–291.
Poland, W.S. (1992). Transference: »An Original Creation«. *Psychoanal. Quart.*, *61,* 185–205.
Polmear, C. (2019). Enactment as Unconscious Communication. *Psychoanal. Inq.*, *39*(3/4), 241–249.
Potthoff, P. (2022). *Psychoanalytische Feldtheorien. Auf dem Weg zu einem schulenübergreifenden Paradigma.* Psychosozial-Verlag.
Putnam, F. (1992). Discussion: Are Alter Personalities Fragments or Figments? *Psychoanal. Inq.*, *12,* 95–111.
Racker, H. (1968/2000). *Übertragung und Gegenübertragung. Studien zur psychoanalytischen Technik.* Reinhardt.
Reik, T. (1948). *Listening with the Third Ear.* Reissue Edition.
Reis, B. (2020). Creative Repetition. *Int. J. Psychoanal.*, *100,* 1306–1320.

Renik, O. (1993). Analytic interaction: Conceptualizing technique in light of the analyst's irreducible subjectivity. *Psychoanal. Quart., 62,* 553–571.
Ringstrom, P. (2001). Cultivating the improvisational in psychoanalytic treatment. *Psychoanal. Dial., 11*(5), 727–754.
Ringstrom, P. (2007). Scenes that write themselves: Improvisational moments in relational Psychoanalysis. *Psychoanal. Dial., 17*(1), 69–99.
Roberto Losso, R., de Setton, L. & Scharff, D.E. (Hrsg.) (2017). *The Linked Self in Psychoanalysis. The Pioneering Work of Enrique Pichon Rivière.* Karnac.
Roughton, R.E. (1993). Useful Aspects of Acting Out: Repetition, Enactment, and Actualization. *J. Amer. Psychoanal. Assn., 41,* 443–472.
Safran, J.D. & Muran, C. (2000). *Negotiating the therapeutic alliance. A relational treatment guide.* Guilford.
Safran, J.D., Muran, C. & Shaker, A. (2014). Research on Therapeutic Impasses and Ruptures in the Therapeutic Alliance. *Contemp. Psychoanal., 50,* 211–232.
Sandler, J. (1976). Gegenübertragung und Bereitschaft zur Rollenübernahme. *Psyche – Z. Psychoanal., 30*(4), 297–305.
Sands, S. (2007). Dissociation, the Analyst's Vulnerability, and the Body Review of Awakening the Dreamer: Clinical Journeys by Bromberg. *Psychoanal. Dial., 17*(5), 741–751.
Sapisochin, G. (2019). Enactment: Listening to psychic gestures. *Int. J. Psychoanal., 100*(5), 877–897.
Sapisochin, G. (2024). Enactment: Rediscovering a New Psychoanalytic Technique in an Old Freudian Text. *Int. J. Psychoanal., 105*(5), 898–917.
Scarfone, D. (2015). *The Unpast – The Actual Unconscious.* The Unconscious in Translation.
Schore, A.N. (1994). *Affect Regulation and the Origin of the Self.* Routledge.
Schore, A.N. (2001). Effects of secure attachment relationship on right brain development, affect regulation, and infant health. *Infant Mental Health Journal, 22,* 7–66.
Schore, A.N. (2003). *Affect Dysregulation and the Disorder of the Self.* Norton.
Schore, A.N. (2007). *Affektregulation und die Reorganisation des Selbst.* Klett-Cotta.
Schore, A.N. (2011). The Right Brain Implicit Self Lies at the Core of Psychoanalysis. *Psychoanal. Dial., 21*(1), 75–100.
Schore, A.N. (2012). *The Science of The Art of Psychotherapy.* Norton & Company.
Schore, A.N. (2015). On the same wave-length: How our emotional brain is shaped by human relationships. In Sieff, D.F. (Hrsg.), *Understanding and Healing Emotional Trauma* (S. 111–136). Routledge.
Schore, A.N. (2019a). *Right Brain Psychotherapy.* Norton & Company.
Schore, A.N. (2019b). *The Development of the Unconscious Mind.* Norton & Company.
Schore, J. & Schore, A.N. (2008). Modern Attachment Theory: The Central

Role of Affect Regulation in Development and Treatment. *Clin. Soc. Work J., 36*, 9–20.

Siegel, D. (1999). *The Developing Mind.* Guilford.

Siegel, D. (2012). *Pocket Guide to Interpersonal Neurobiology.* Norton.

Slavin, J. H. (1998). Influence and Vulnerability in Psychoanalytic Supervision and Treatment. *Psychoanal. Psy., 15*(2), 230–244.

Slavin, M. O. & Kriegman, D. (1998). Why the Analyst Needs to Change: Toward a Theory of Conflict, Negotiation, and Mutual Influence in the Therapeutic Process. *Psychoanal. Dial., 8*(2), 247–284.

Smith, H. (1993). The Analytic Surface and the Discovery of Enactment. *Annu. Psychoanal., 21,* 243–255.

Smith, H. (1997). Resistance, Enactment, and Interpretation. *Psychoanal. Inq., 17*(1), 13–30.

Sperry, M. (2013). Putting our Heads Together: Mentalizing Systems. *Psychoanal. Dial., 23*(6), 683–699.

Steiner, J. (2000). Containment, Enactment and Communication. *Int. J. Psychoanal., 81*(2), 245–255.

Steiner, J. (2006). Interpretative enactments and the analytic setting. *Int. J. Psychoanal., 87*(2), 315–328.

Stern, D. B. (1983). Unformulated Experience – From Familiar Chaos to Creative Disorder. *Contemp. Psychoanal., 19,* 71–99.

Stern, D. B. (1997). *Unformulated Experience – From Dissociation to Imagination in Psychoanalysis.* Analytic Press.

Stern, D. B. (2004). The Eye Sees Itself: Dissociation, Enactment, and the Achievement of Conflict. *Contemp. Psychoanal., 40,* 197–237.

Stern, D. B. (2006). »Affective Honesty« as Example and Metaphor: Discussion of Holly Levenkron's »Love (and Hate) With the Proper Stranger: Affective Honesty and Enactment«. *Psychoanal. Inq., 26*(2), 254–262.

Stern, D. B. (2009). Dissociation and Unformulated Experience. In Dell, P. & O'Nell, J. (Hrsg.), *Dissociation and the Dissociative Disorders* (S. 653–666). Routledge.

Stern, D. B. (2010). *Partners in Thought. Working with Unformulated Experience, Dissociation, and Enactment.* Routledge.

Stern, D. B. (2015). *Relational Freedom. Emergent Properties of the Interpersonal Field.* Routledge.

Stern, D. B. (2019). *The Infinity of the Unsaid. Unformulated Experience, Language, and the Nonverbal.* Routledge.

Stern, D. B. (2020). Field Theory and Dream Sense. *Psychoanal. Dial., 30*(5), 538–553.

Stern, D. B. (2025). *On Coming into Possession of Oneself. Transformations of the Interpersonal Field.* Routledge.

Stern, D. B. & Hirsch, I. (Hrsg.) (2015). *The Interpersonal Perspective in Psychoanalysis, 1960s–1990s.* Routledge.

Stern, D. N. (1992). *Die Lebenserfahrung des Säuglings.* Klett-Cotta.

Stern, D. N., Sander, L. W., Nahum, J. P., Harrison, A. M., Lyons-Ruth, K., Morgan, A. C., Bruschweiler-Stern, N. & Tronick, E. Z. (2002). Nicht-

deutende Mechanismen in der psychoanalytischen Therapie. Das »Etwas-Mehr« als Deutung. *Psyche – Z. Psychoanal., 56,* 974–1006.
Stern, S. (1994). Needed Relationships and Repeated Relationships: An Integrated Relational Perspective. *Psychoanal. Dial., 4*(3), 317–346.
Stern, S. (2017). *Needed Relationship and Psychoanalytic Healing. A Holistic Relational Perspective on the Therapeutic Process.* Routledge.
Storck, T. (2013). Doing Transference – Agieren als Verhandeln der Übertragungsbeziehung. *Jahrb. Psychoanal., 66,* 81–120.
Streeck, U. (Hrsg.) (2000). *Erinnern, Agieren und Inszenieren. Enactments und szenische Darstellungen im therapeutischen Prozess.* Vandenhoeck & Ruprecht.
Streeck, U. (2002). Handeln im Angesicht des Anderen – Über nicht-sprachliche Kommunikation in therapeutischen Dialogen. *Psyche – Z. Psychoanal., 56*(3), 247–274.
Strupp, H.H. (1989). Psychotherapy: Can the Practitioner learn from the Researcher? *Amer. Psychologist, 44,* 717–724.
Sullivan, H.S. (1953). *Die interpersonale Theorie der Psychiatrie.* Fischer.
Symington, N. (1983). The Analyst's Act of Freedom as Agent of Therapeutic Change. *Int. Rev. Psychoanal., 10,* 283–291.
Tiedemann, J.L. (2008). Die intersubjektive Natur der Scham. *Forum Psychoanal., 24*(3), 246–263.
Tiedemann, J.L. (2010). *Die Scham, das Selbst und der Andere.* Psychosozial-Verlag.
Tiedemann, J.L. (2013). *Scham.* Psychosozial-Verlag.
Tiedemann, J.L. (2021). Dissoziative Scham als Folge von Traumatisierungen. *Trauma – Z. für Psychotraumatologie, 19*(1), 28–39.
Tiedemann, J.L. (2022). Kommunikation von Unbewusst zu Unbewusst. In Nolte, T. & Rugenstein, K. (Hrsg.), *365 x Freud. Ein Lesebuch für jeden Tag*, 17. Oktober. Klett-Cotta.
Tiedemann, J.L. (2023a). Ronald Fairbairn – Der Theoretiker der »inneren Objektbeziehungen«. In Abel, T. (Hrsg.), *Handbuch der Objektbeziehungspsychologie* (S. 157–178). Psychosozial-Verlag.
Tiedemann, J.L. (2023b). Thomas Ogden – Der »intersubjektive, analytische Dritte«. In Abel, T. (Hrsg.), *Handbuch der Objektbeziehungspsychologie* (S. 407–428). Psychosozial-Verlag.
Tiedemann, J.L. (2023c). Stephen Mitchell – Die »relationale Matrix«. In Abel, T. (Hrsg.), *Handbuch der Objektbeziehungspsychologie* (S. 429–448). Psychosozial-Verlag.
Tronick, E. (1989). Emotions and Emotional Communication in Infants. *Amer. Psychologist, 44,* 112–119.
Tronick, E. (2007). *The Neurobehavioral and Social-Emotional Development of Infants and Children.* Norton.
Varga, M.P. (2005). Analysis of Transference as Transformation of Enactment. *Psychoanal. Rev., 92,* 659–674.
Varga, M.P. (2006). A Clinical Approach to Transforming Enactment. *Psychoanal. Rev., 93,* 411–435.

Wachtel, P. (1993). *Therapeutic communication. Knowing what to say when.* Guilford.
Will, H. (2020). *Psychoanalytische Kompetenzen.* Kohlhammer.
Winnicott, D. W. (1965/1974). *Reifungsprozesse und fördernde Umwelt.* Psychosozial-Verlag.
Winnicott, D. W. (1971/1974). *Vom Spiel zur Kreativität.* Klett-Cotta.
Wittgenstein, L. (1953/2003). *Philosophische Untersuchungen.* Suhrkamp.
Wöller, W. (2020). *Dissoziation.* Psychosozial-Verlag.
Young, P. A. (2022). *Understanding and Treating Chronic Shame. Healing Right Brain Relational Trauma.* Routledge.
Zannoco, G., De Marchi, A. & Pozzi, F. (2006). Sensory Empathy and Enactment. *Int. J. Psychoanal., 87*(1), 145–158.
Zeddies, T. (2001). Within, Outside, and In Between – The Relational Unconscious. *Psychoanal. Psy., 17*(3), 467–487.